太极双板刮痧捷要

林慧华／著

辽宁科学技术出版社
LIAONING SCIENCE AND TECHNOLOGY PUBLISHING HOUSE

拂石医典
FU SHI MEDBOOK

图书在版编目（CIP）数据

太极双板刮痧捷要 / 林慧华著 . — 沈阳 : 辽宁科学技术出版社 , 2022.8
ISBN 978-7-5591-2313-8

Ⅰ . ①太… Ⅱ . ①林… Ⅲ . ①刮搓疗法 Ⅳ . ① R244.4

中国版本图书馆 CIP 数据核字 (2021) 第 208138 号

出版发行：辽宁科学技术出版社
　　　　　北京拂石医典图书有限公司
地　　址：北京海淀区车公庄西路华通大厦 B 座 15 层
联系电话：010-57262361/024-23284376
E-mail：fushimedbook@163.com
印 刷 者：北京天恒嘉业印刷有限公司
经 销 者：各地新华书店

幅面尺寸：185mm×250mm
字　　数：251 千字
出版时间：2022 年 8 月第 1 版
印　　张：14.5
印刷时间：2022 年 8 月第 1 次印刷

责任编辑：李俊卿
封面设计：黄墨言
版式设计：天地鹏博
责任校对：梁晓洁
封面制作：黄墨言
责任印制：丁 艾

如有质量问题，请速与印务部联系
联系电话：010-57262361

定　　价：75.00 元

内容 ☯ 提要

本书内容分为理论，辨证，技术，临床，师承和其他配套疗法共计六个部分。

全书的核心技术思想为"太极"、"两仪"、"三态"、"三部"、"三力"和"三度"。

作者认为人体结构乃是"三态"并立，静态上是"解剖系统论"，亦即生理系统。展态上是"筋膜延展论"，亦即筋膜系统。动态上是"经脉气化论"，亦即经络系统。

这三大系统形成巨大的"全息网络"系统，反映人体生理和病理的现象。

作者更把经筋和筋膜融合为"筋膜二元论"，巩固了刮痧理论的基础并提高了技巧的方便性，读者可以运用书中所列的全息诊法，在此"全息网络"系统的穴点区、经络带及人体各个部位，快速地"寻痧识病，有效解症"。

作者为了达到治病解症和养生美容的双重目标，在运板技巧上，极重视朴拙实用，但细部上又不乏巧劲轻盈，更以双板技巧，丰富了养生的内涵，提升了美容刮痧的境界。

其技术关键为：

分病灶为"深、中、浅"之"三部"，调施力为"泄、补、通"之"三力"，定痧板为"角度、力度、速度"之"三度"，使双板致平衡之"两仪"，终于达到"阴平阳秘"之"太极"健康。

作者勤于实践，实务丰富，本书临床之部一百个以上案例，大都反复验证，读者可以临证查对，方便应用。在众多刮痧书籍中，本书堪称为速简效验，理法兼备之独特著作。

作者 ☯ 简介

　　林慧华，台湾地区著名经络美容教育家、执行家和规划家，本科毕业于湖北中医药大学，后就读美国俄克拉荷马大学，获企管学硕士学位。现于广州中医药大学针灸推拿学院进修博士，曾任台湾新竹县芳熏香职业工会理事长，悠活健康养生会馆总经理，大医行易有健康管理有限公司总经理。

　　目前担任中国民间中医药协会刮痧专业委员会副会长，世界健康管理学会理事，西安生物医药健康自然疗法教授，中华传统整复学会理事，世界中医药联合医学会痧疗罐疗理事。

　　她擅长经络疗程规划，其内容博采内难两经、中西医典，融合经络系统，不仅架构完整，而且理论严谨，文笔峻洁，切中要点。由于她所编的教材内容简约，深入浅出，话术亲切，易学易用，美容师、整复师都可轻松上手，大获好评，为台湾地区经络美容界大量广泛采用，现已成为台湾地区经络美容界年轻之佼佼者。

　　2016 年，她拜张秀勤教授为师，学习"中医全息刮痧"，为张秀勤教授台湾地区首代亲传弟子，由于学习虔敬，有幸得大师亲自指导刮痧精华。根据张秀勤教授的立论基础，她提出人体之结构乃"三态"并立同存，融合"解剖系统"、"筋膜系统"和"经络系统"为"全息网络大系统"，以之为辨证基础，后又跟随几位不同领域的大师学习，体悟出刮痧新应用技法，总结了朴素简易的"解症刮痧法"和"双板太极刮痧法"。

　　她现专注于进修中医，推广教学，往来于两岸巡回讲演，协力养生执业，顾问店务，专书著作，并广结善缘，汇流人才，广邀有心人士参与规划，共同促进医康养平台发展。

前☯言

　　我初识刮痧，与大众并无差异，伤暑头昏，伤筋酸疼，他人手执一板，刮拭皮部，不过几下，虽然疼痛，居然神清气爽，活动自如！遂依样学样，也会刮痧，而手技愈熟，心中愈有所悟，临证愈多，技术愈能变通，但有时觉得解症似乎触手可得，忽然差之甚远，不知病灶何在。幸拜张秀勤教授为师，传我全息刮痧之法，使我豁然开朗。

　　老师所教，理论完备，传方甚富，辨析精细，术擅活人。每次上课聆听后，不敢稍忘，当日记忆，随即笔记，努力学习，娴熟手法。凡遇同门聚会，大家不私所得，分享知识，互通信息，技术交流，初先实习，继而通过考核，深入群众，临证刮痧，终有体会。

　　遂以中医经络学说筑其基，渗透西方筋膜之理论，依全息辨证之法，施以双板刮痧之技，以求折衷中外医理机制，通理"皮、筋、脉"三态，"深、中、浅"三部，遍及头面身躯、四肢手足诸部，通经走络，内外调理，养生美容，莫不可用。

　　今不敢秘己专技，遂汇整手法，收集验方，汇辑捷要，编成手册。篇中各论虽有新意，亦未敢媲美昔贤，只是锲而不舍，传习善知善技，盼抛砖引玉，济世救人而已。

林慧华谨识

2021 年中秋

凡⚋例

一、本书除前言和后记外，共分为六章，首论理论，次述辨证，三记技术，四录临证，五是师承，六为配套。

二、书中以全息概念为架构，融合生理学、筋膜学和经络学，内容涵盖医疗保健美容，通过古典刮痧、特殊刮痧及双板刮痧等手法予以展现。

三、临床之部，所辑案例，皆为通过大量实践之民间流行之成方，并有个人多年经验之实效方，无论缓急，足堪采用，可以养生，可以救人。

四、手技之部原为笔记汇编素材，文字尽量浅白，动作步骤加以流程化，附以照片参考，读者依照步骤，容易上手，更利于辑成各类教案，供大家传习，流行于群众，帮助于人民。

五、书中各部论述尽可能引经据典，医者意也。凡医经中能意引而不损原文义者，仅稍作润笔使之通俗，并采撷切中案例之要句，其余删而不论。或有个人体会，则以《捷要》散载于各章节之中，以使个人体会，读经心得，技术参悟，皆可一览了然。

六、经脉穴道，参考《类经图翼》、《御纂医宗金鉴》、《甲乙经》分部取穴，《十四经穴发挥》各图，经文并依《灵枢》原文浅译白话文字加以说明。至于临床解症之部，每一解方附图依现代人形重绘，仅标明刮拭选部重点。另列人身诸部全息穴区于下，经脉穴道概以实效为主，位置或与针灸之书不尽相符，所欠详尽之处，尚请批评指教。

七、刮痧之法虽为方技，然《内经》言治病之法源，含砭石、针灸、汤药、导引、按摩、气功等，故本书摘录师承各大师功法，以使刮痧临证活变，并配套其他疗法，使刮痧得以旁通，疗法亦更趋完整，终能符合医经旨趣，是幸。

目 录

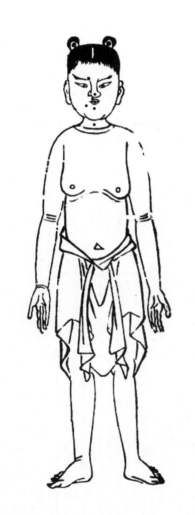

第一章

理论篇

基础刮痧及全息刮痧的论述
结合中医经络、西方筋膜构成
全息网络系统

概 要

本章先说理，次立论，再想方设法，予以解症。

其理为太极，其论为经络，其方为全息，其法为刮痧，在结构学上是"三态并存"，在方法学上是"医药医技"，在时间轴是"经络气化"，其辨证学是"全息辨证"，其总纲则是太极之"动态平衡"。

第一节　基础刮痧理论

一、定义

"刮痧"是运用工具刮拭皮肤，利用溶血现象，将堆积在微循环系统的废物和毒素排出体外，所谓由阴引阳，托毒外出。亦即通过刮拭皮肤，将充斥于体表、病灶、经络、穴位，甚至深层组织器官等，凡受风、寒、暑、火、燥、湿六邪乃至于筋痹、瘀血、脓毒等一切邪气，从皮毛通透于外，达到扶正祛邪的目的！

二、沿革

1. 萌芽　《说文解字》："砭，以石刺病也。"刮痧源于远古砭石疗法，先人以石片、石块于痛处敲打刮触，无意之中竟减轻病痛甚至疾病痊愈，后经累积经验遂成民间疗法。所以砭石遂与汤药、针法、温灸、导引并列为古时中医五大治病之法。

2. 发展　唐代以前谨遵医经，"外治"、"内治"并重，可惜自宋代以后，医家对于经筋之病倾于"内治"，而忽视"外治"，只以祛风散寒或服补肝肾之药，医家常视按摩、刮痧或膏药为医家小道，江湖技巧。

幸明清之际，郭志邃著《痧胀玉衡》，为论痧祖本。

郭谓："历代相沿，神医迭出，载籍纷纷，惟救疾苦。孰意痧胀一症，时有悬命须臾，兆变顷刻者，竟置不论。"故"为立之方，使知遵也，为记之验，使知信也，后以药性终之，使知用之有宜不宜，不与它症同也。"书中详叙"痧"之历史、沿革、病源、病象、症状、类别、分布、方法、工具、并列证及治疗，全书达8万多字，是第一部系统化的刮痧专著。400多年间，刊版竟达32次，可见极受重视。清康熙廿五年，王凯抄辑之为《痧症全书》，以论理之形式，结合方药医案，易于检索，转变为治痧实用手册，并形成日后众多痧书之样貌。

清沈金鳌（1717—1776）改《痧症全书》为《痧胀源流》，收入《杂病源流犀烛》。

乾隆五十九年（1796），徐东皋出版《秘传治痧要略》。

咸丰二年（1852），管颂声将《秘传治痧要略》与《痧症指微》合刊为《痧法备旨》。

《痧症指微》流传甚广，乃简易刮痧放痧之书，少言方剂，以刮挑疗痧为主，并配合脉诊、辨穴、歌诀，易记易行，还可以辨识痧症，分类痧症。内容重视"治痧当明经络"及"审脉"，并从《痧症全书》中采撷刺穴之法，言痧入何经何脉为何种痧症。书中载明歌诀和经穴图，方便初学及民间医生使用。

道光元年（1821）孙玑辑《痧症汇要》，同治十二年（1873）胡凤昌辑《痧症度针》，光绪九年（1883）费友棠编《急救痧症全集》，上述各书皆衍生自《痧胀玉衡》一书，只是结构稍异。多以条例、歌诀、图示，以方便记诵和临证运用。《痧胀玉衡》原本目前藏于日本公文书馆，另有书叶堂刻本四卷应为刻于 1678 年之版本。

清吴尚先著《理瀹骈文》传薄帖神膏，张振鉴著《厘正按摩要术》授按摩奇术。"刮痧"、"膏药"、"按摩"流传于民间，刮痧由于工具很简便，方法很易行，效果又很明显，常与按摩之法并用，现已成为广大群众所喜爱的三大传统民俗疗法之一。

20 世纪 70 年代刮痧之法大盛，1966 年起，张秀勤教授发扬全息刮痧美容法，被誉为"中国美容保健刮痧美容第一人"。张教授专著皆依循经典，融合中西医理，理法方术兼备。她承先启后，使刮痧法迈向"有理可循"、"有方可依"、"有法可据"、"有术可学"的全新里程碑，现《全息经络刮痧美容》已成为刮痧界的畅销书。1997 年，在第 3 届国际军事医学大会与世界针灸学会联合会成立 10 周年学术大会上，张秀勤教授现场以刮痧手法治疗好观众的腰腿痛，受到了中外医学专家的高度重视。

2003 年，全国成立专业刮痧培训班，并给学员授以职业证书。现 21 世纪大健康时代来临之际，刮痧已成为预防医学的有效方法之一，并摆脱了千百年来被正统医家视为江湖巧技之名。由于张秀勤教授创立的全息经络刮痧美容健康法深受美容从业者和消费者的喜爱，在美容界掀起了刮痧美容的热潮，推动了中医美容技术的发展，产生了巨大的学术影响和社会效益。

三、机制

人生于天地之间，终其一生，得风寒暑火燥湿六气四时之正，亦受六气变异之邪，其邪气寒热相并，气血壅塞，外显皮损，身因劳损伤筋，以致筋络错置，肌理纠结，筋膜之间形成病灶活动受限，或甚邪积渐润经年累月深入脏腑，成为隐疾。

刮痧之诀窍在于：趁人体正气未伤邪气易散之际，及时把握病机治其通路，此一通路即是经络。"经络者，内属脏腑外络肢节深入浅出"，所以刮痧就是在经络系统浅层之皮部、络部，及中层之筋部，辨其病灶，然后刮出旧血、脏血，促新血健康之血得以畅通无阻，此一程序即是刮痧，又可称为"出痧疾愈"。以下述其机制：

1. 溶血化瘀机制　刮痧于病灶之皮部所分布之孙络、浮络上刮拭，促使毛细血管破裂，溢出瘀塞之脏血，改善微循环。在其过程中，痧体逐渐显露形成点线带面或粒状，总称为"痧象"。而痧体痧象大小颜色不一，其痧痕、痧粒、痧片皆为凝血溃散之现象。

所以刮痧既可引邪而出体表，又可加强局部新陈代谢，刺激免疫系统，通过神经系统作用于大脑皮层，促进内分泌平衡。

2. 毒素排除机制　刮痧可使病灶局部迅速充血，血管扩张，血流顺畅，淋巴液流动可以加快废物、毒素的排出，补充细胞组织营养，增强免疫力，使人体康复能力加快变强（图1-1-1）。

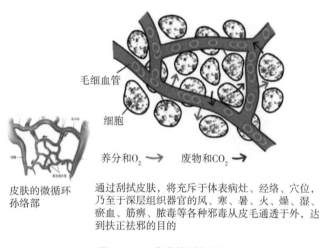

毛细血管

细胞

养分和O_2　　废物和CO_2

皮肤的微循环
孙络部

通过刮拭皮肤，将充斥于体表病灶、经络、穴位，乃至于深层组织器官的风、寒、暑、火、燥、湿、瘀血、筋痹、脓毒等各种邪毒从皮毛透通于外，达到扶正祛邪的目的

图 1-1-1　毒素排除机制

3. 全息信息机制　人之最小单位为细胞，细胞形成组织，组织结构形成器官，不同器官组建成神经、循环、呼吸、消化、排泄、生殖、运动、内分泌等各大系统，系统之间彼此协调运作，由经络联动共振，沟通生命信息。所谓"牵一发而动全局"、"十指连心"、"环环相扣"，生命遂从"微观到宏观"，从"局部至全体"，称之为"一物一太极"，此亦为"全息"之概念。

全息反映生理和病理，既可辨证，又可治疗。刮痧虽在局部适量刺激，亦可促成系统良性互动，达到治疗的目的。

4. 舒筋活络机制　错筋、伤筋、扭筋时常会发生，风寒湿诸痹病加于头、项、肩、臂、腕、腰、腿、踝各关节，以致紧扯痛伤，活动受限，全息刮痧可通筋散结，行气止痛，缓解痉挛，所谓"痛则不通，不通则痛"。

5.调和阴阳机制　人体有一"恒定系统"，如中医学所谓"调和阴阳"以维持动态之平衡，如督脉和膀胱经对应脊椎神经，协调五脏六腑之功能。全息刮痧施于背之肺俞、心俞、膏肓穴区，可调整心悸胸闷；刮于胃俞、大肠俞，可调节大肠之蠕动、改善便秘和泄泻。

四、刮痧工具

1.刮痧板　瓷器刮易伤人，铜币刮接触面太小。而牛角刮板质地坚实，可清热辟邪，可琢磨塑型，好把握，好携带，轻便，易操作，民间很流行；玉板温润贵重，气场强大，若操持者有法有术，实为天下名器。执定玉板时要轻拿轻放，勿使碰角。

2.介质　乳液、植物油或中药调配而成之活络油品皆可。

3.使用　选好体位，稍作局部按揉，敷油适量于受术者刮痧部位，勿直接涂在刮痧板上。

4.保存　使用后以清水洗之，擦拭干净，置于盒中或袋中，或稍盖覆于阴凉处。勿使其沾尘污染，勿以火烤，勿以热水煮，不必高压高温或浸泡消毒液。宜一人一板，以防交叉感染。

五、基本操作

（一）准备

1.氛围自然温馨，可点精油灯，滴以雪松以净化空气，利于畅顺呼吸，柠檬甘菊提神振奋，熏衣草舒缓平衡情绪，橙花味甜催眠。

2.置按摩床、桌椅、小平台或推车，上置刮痧工具，如各式刮痧板、刮痧油、乳液、毛巾及其他洁净用具。

3.无论空间大小，可大略划分为：咨询区，休息区，调理区。活动空间宜流畅。

4.摆好体位姿势，施术受术者之间应稍有距离，开始交流咨询。

5.受术者露出刮痧部，准备刮痧。

（二）体位

坐式、站式及卧式，而卧式又分仰、伏、侧卧三式，尽量采取受术者舒适之体位，一般以卧式为佳。

（三）咨询

对初次刮痧者，仔细说明过程，了解受术者身体状况、心理状态或病史，不宜夸大效果。察言观色，注意刮痧过程中患者的感受。保持适当距离，动态调整体位，方便施术者受术。

（四）刮痧

1. 基本刮痧　一次一症，少而精，不强出痧，切不做狠刮、铲刮。一定要朝向单一方向刮去，不可来来回回地刮。亦不可痧上加痧。

2. 通则刮痧　先阴后阳，自上而下，由内而外，先左后右，先轻后重。

3. 顺序刮痧　面部自下而上，亦可采用淋巴引流之轻刮浮刮，而头胸背部及四肢各部位则自上而下，从内往外刮。前面从头开始沿项至肩背，下腰臀；后面自颈至胸腹，再刮上肢、下肢。

4. 脏腑刮痧　若某脏腑有症，则采用胸腹募穴、背俞穴对应刮，如胃病腹刮任脉、中脘穴，背刮胃俞穴。

六、适用范围

1. 内科以急症，如高热，头痛头晕，呕吐中暑，咳喘心悸，胸闷及人体各大系统不适症状为主。

2. 外科以急性扭伤，如闪腰、腿麻或组织性疼痛等肌肉运动系诸症为主。

3. 妇科以月经病、少腹痛为主。

4. 儿科常用于夹脊刮痧治诸症，宜轻刮不可深刮。

5. 美容可用于美颜刮痧，减肥美体。

6. 其他亚健康状态，常用于日常保健之刮。

以上各适用范围可参考临床之部各项刮痧法。

七、刮痧的注意事项及禁忌

1. 夏季避风扇或冷气直吹刮痧部位，冬季避寒气、风口，室内宜保暖。

2. 出痧后半小时内勿冲凉水澡，痧后宜喝杯温开水。

3. 刮痧后 1～2 天内，局部稍痛，会有倦怠感；体温冷热均为正常现象。痧痕 3～4天内渐渐消退。

4. 若刮痧过程中突然头昏欲倒，心悸脸白，恶心欲吐，手脚冰冷，应立刻停止刮痧，轻拍背部，掐人中穴，按百会穴、劳宫穴，捏指尖，并喝温水加糖，平躺稍作休息即可。

5. 太饱、太饿、过劳或熬夜宿醉者皆不刮。

6. 伤口或潜在感染、伤口出血倾向者不刮。

7. 精神病或不明传染病者不刮。

8. 危重病症、新发生的骨折不刮。

9. 传染性皮肤病、传播性的皮肤病不刮。

10. 年老体弱、空腹者不刮。

12. 妊娠妇女及妇女经期不刮。

13. 面对刮痧具有恐惧或过敏者不刮。

14. 禁刮部位：孕妇之腹腰及骨盆之八髎穴区。

15. 儿童之头部因囟门未闭，眼、唇、舌、耳孔、鼻孔、乳头、前后二阴，皆不可刮。

16. 皮肤发现严重的疱疹、脓疱、破溃或不明包块物，皆不可刮。

八、疗程掌控

1. 解症刮痧一次不超过 30 分钟，保健刮痧不超过 45 分钟。

2. 每次只治一病，每一疗程为 5 ～ 10 次，每隔 3 ～ 7 日视其痧退再可解症。

3. 长期保养或保健美容刮痧以 3 个疗程为佳。

第二节　全息刮痧理论

"全息"原是 3D 立体图像全景投射的展态概念，运用在人体上，可以阐述一个可大可小、层次深浅、全面涵盖的生理病理的高度信息聚象中心。这个中心可以是一个点（穴位），也可以是一条线、区带（经络）、团块（部位）或区域（器官，脏腑），亦可是医学上的"脏腑反射区"，提供了中西医学上方便而有效的治疗平台。以下叙述之。

人体结构有"静态"、"展态"和"动态"三种形态，我称之为"三态并存"。

静态上是"解剖系统论"，即西医生理学，所谓之人体之十一大生理系统。

展态上是"筋膜延展论"，即筋膜系统，所谓三胚胎层之形成包裹与延展。

动态上是"经脉气化论"，即经络系统，所谓气脉之子午流注时间轴。

这三大系统形成巨大的"全息网络"，反映人体生理和病理的现象，成为有效刮痧的理论基础平台。

现分论"解剖生理系统"、"筋膜系统"、"经络系统"，后综论成为一"全息网络系统"。

一、解剖生理系统功能

（一）定义

主要是从西医生理解剖学的概念发展而来，一般内科大都以此分科。

人的细胞分化为各种组织，组织形成一个个器官，器官各司其职，又与其他器官分工合作，协同运作形成系统（human system），执行并维持人体的生理正常功能。

故人体之系统乃是由若干个具有共同功能的器官所构成，主要包括：

皮肤系统、肌肉系统、神经系统、骨骼系统、呼吸系统、消化系统、泌尿系统、淋巴系统、心血管系统（循环）、内分泌系统、生殖系统等 11 个器官系统（图 1-2-1）。

1. 皮肤系统（integumentary system）　皮肤、毛发、指甲。

其功用为：形成皮被，展现美观，保护人体，调节体温，反应知觉，进行呼吸，分泌汗液，还有免疫功能。

2. 骨骼系统（skeletal system）　由 206 块骨头组成。

其功用为：塑形强化并支撑身体；保护体内重要器官；在运动中为肌肉提供附着点和杠杆；制造血细胞；亦是矿物质（如钙、磷等）储存及释放的场所。

3. 肌肉系统（muscular system）　有三种不同形态和功能的肌肉。骨骼肌附着在骨骼上，随意志活动；平滑肌构成体内器官的内层，不受意志操纵；心肌为心脏独有，强而有力，不受意志的控制。

其功用为：借着肌肉收缩完成人体的各种活动（包括心跳和呼吸），保持姿势，固定关节及产生能量。

4. 神经系统（nervous system）　由脑、脊髓和数以百万计的神经细胞（神经元）组成，并且构成了一个庞大而复杂的网络。

其功用为：把信息及神经冲动从身体的某处传送至另一处。

5. 呼吸系统（respiratory system）　由肺及各大小不同的气管组成。人体内的细胞和组织，必须不断有氧气的补给才能够产生能量和生存。

其功用为：提供空气到肺的通路及气体交换的场所。

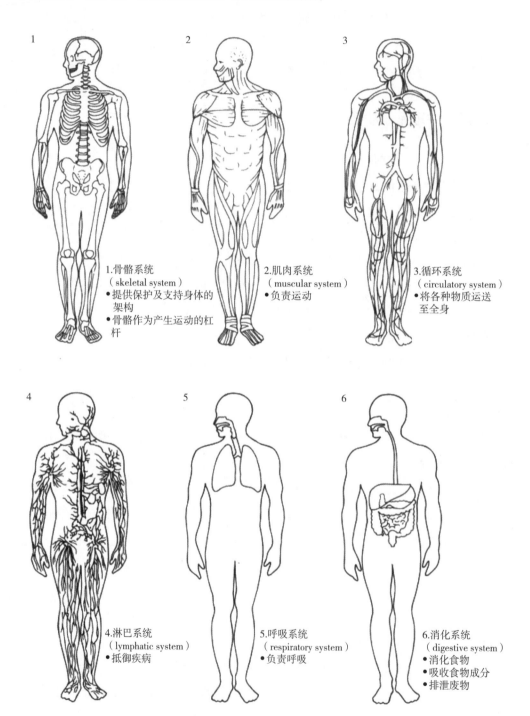

1. 骨骼系统
（skeletal system）
• 提供保护及支持身体的架构
• 骨骼作为产生运动的杠杆

2. 肌肉系统
（muscular system）
• 负责运动

3. 循环系统
（circulatory system）
• 将各种物质运送至全身

4. 淋巴系统
（lymphatic system）
• 抵御疾病

5. 呼吸系统
（respiratory system）
• 负责呼吸

6. 消化系统
（digestive system）
• 消化食物
• 吸收食物成分
• 排泄废物

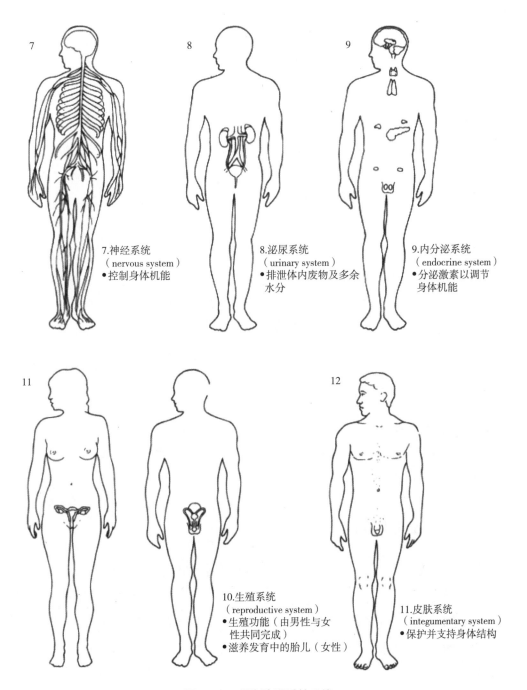

7.神经系统
（nervous system）
•控制身体机能

8.泌尿系统
（urinary system）
•排泄体内废物及多余
水分

9.内分泌系统
（endocrine system）
•分泌激素以调节
身体机能

10.生殖系统
（reproductive system）
•生殖功能（由男性与女
性共同完成）
•滋养发育中的胎儿（女性）

11.皮肤系统
（integumentary system）
•保护并支持身体结构

图 1-2-1　解剖生理系统功能

6. 循环系统（circulatory system）　由心脏和复杂的血管网络构成。

其功用为：负责把养分和氧气输送至体内各组织，同时把代谢后的废物从细胞带走。

7. 淋巴系统（lymphatic system）　是由一组与静脉及动脉平行的盲管所组成的网络，是一套排出细胞间多余体液的系统。

其功用为：把滞留在组织间多余的体液（淋巴液）送回血流。淋巴管的淋巴结有免疫细胞，可清除细菌，协同发挥免疫反应。

8. 消化系统（digestive system）　由牙齿、食道和一些负责消化的器官，如胃、肝、胆、小肠、大肠等组成。

其功用为：将食物分解成较细小的分子，如葡萄糖、氨基酸、蛋白质、脂肪等，以便人体充分吸收，维持一切新陈代谢之生命活动。

9. 泌尿系统（urinary system）　由两个蚕豆形的肾脏、输尿管、膀胱和尿道组成。

其功用为：把代谢的废物从尿液排出体外，维持体内水及盐分的平衡，调节血液的酸碱平衡。

10. 内分泌系统（endocrine system）　由一些称作内分泌腺的特殊腺体组成。

其功用为分泌激素以调节身体代谢、生长、发育与生殖。

11. 生殖系统（reproductive system）　男女有极大的差别。男性生殖系统包括阴茎、睾丸、输精管、精囊、前列腺等；女性生殖系统包括外阴部、卵巢、输卵管、子宫等。

其功用为繁殖后代。

二、筋膜系统及其功能

"筋膜"能塑形人形，包覆肌肉、分隔组织器官，流动津液，避免碰撞，减少摩擦挤压，又被称为包裹人体内外的"紧身衣"、"体塑师"和"第二骨骼系统"（图1-2-2）。

筋膜系统理论提供了新的人体组织论和方法学，使我们重新检视人体，以提升针灸、按摩、刮痧等应用技术的内涵。

所以"筋膜系统"是人体能量的展态模式、传递模式和治疗模式平台。

（一）定义

筋膜（fascia）延绵不断，贯穿身体，包绕肌肉、肌群、血管、神经，是遍布于肌肉、神经、血管、内脏、头颅及脑等重要器官周围的结缔组织（图1-2-3）。

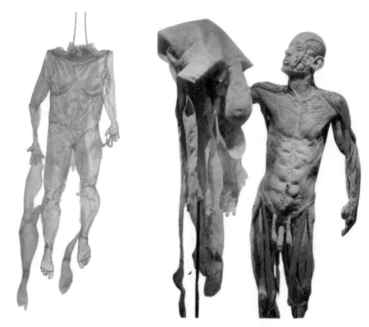

图 1-2-2　筋膜系统

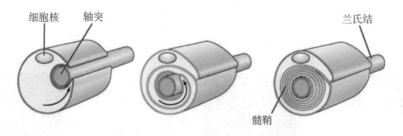

图 1-2-3　兰氏结神经元与筋膜包裹展态图

　　筋膜系统一部分是"疏松"的结缔组织，以浅筋膜、皮下筋膜包裹浅动脉、浅静脉、皮部神经、淋巴管及脂肪组织；另一部分是"致密"的结缔组织，以深筋膜、固有筋膜包裹肌肉、肌群、体壁、血管神经，更深入肌群，形成肌间隔、筋膜鞘、腱鞘筋膜，甚至形成内脏筋膜，如心包膜等。筋膜系统像是纤维化的弹力带，遍布全身，打造一个个包覆性和弹性极佳的环环相扣的网络。

　　"经络系统"有气血津液运行其间，"筋膜系统"则有"神经网络"、"流体网络"、"纤维网络"，三大网络流通津液，传递能量（图1-2-4）。

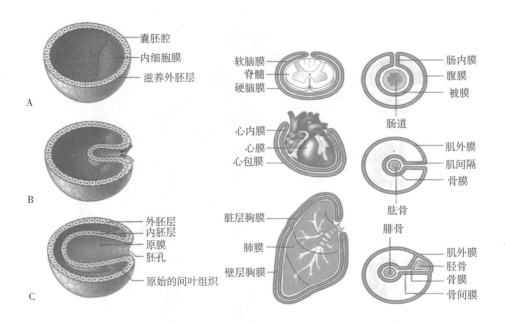

图 1-2-4　"三层胚胎论"形成图

（二）筋膜的功能

1. 组成、支撑和塑形　机体各部各自成形，筋膜将其固定于一处（图 1-2-5）。

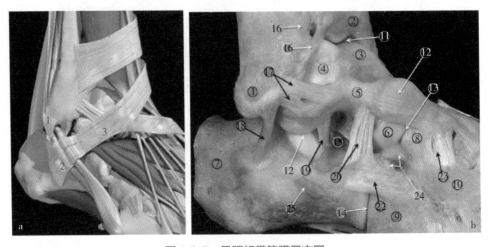

图 1-2-5　足踝韧带筋膜展态图

a. 韧带和软组织；b. 更深层更细的筋膜

2. 巩固和限制　筋膜固定处的肌肉强度加大，筋膜之外的肌肉明显变弱。

3. 包容和分隔　筋膜包容并引导体液，有利于防止感染的扩散。

4. 提供支撑　支撑内部结构、循环系统和淋巴系统的管道、毛细管，同时支撑神经系统繁多的分支。

5. 修复和再生　筋膜含结缔组织细胞和成纤维细胞，可增厚结缔组织，修复肌腱、韧带并形成疤痕组织。

刮痧精粹

筋膜乃是阴阳互相转化的中间介质，是包覆人体里外巨细的一张大网，更是一张超级"全息薄膜网"，在刮痧应用方面：

1. 辨证很简单

由于"筋膜"深透细胞，间隔肌肉，包裹脏腑，架构人体，塑形外表，如同包覆人体深浅内外的一件紧身衣和能量网，网上能量的反射，皆人体生理信息的反射，亦是病理信息的"反射区"和"治疗区"，如中医学的"经脉"、"穴道"。根据笔者观察，其病灶通常呈现出如下特征：

（1）粗：常常摩擦表皮。

（2）厚：组织缓慢增生。

（3）粒：形成了筋结。

（4）条：造成血管的病变。

（5）块：肌纤维畸形成凝块。

（6）冷：寒邪入侵所致循环不良。

（7）热：热邪入侵所致筋膜发炎。

2. 治疗多元化

筋膜有弹性，可形成结构、框架，划分、区隔并连接人体的一切，乃全身无间隙之连结接续。肌肉若出现微创或发炎，修复后留下疤痕及小结节，西医称之为扳击点（trigger point），结果是肌肉纠结成一条大橡皮筋，使得健康受损，身材变形；若未适当处理，则阻碍神经传导，影响肢体动作，迟缓血液循环，降低肌肉收缩能力，整体失去协调功能，全身活动能力逐渐减弱，最终触发"代偿机制"，进而影响"恒定状态"，导致"阴阳失衡"。掌握筋膜特性，我们可运用扳击点疗法、电针疗法或伸展肢体，缓解酸疼，但久症老症效果不佳，无法根治，此时可配合运用"双板刮痧法"刮拭患部，放松筋膜，并消除粘连，恢复活力，效果甚好。

所以刮痧是一种"辨证治疗、同步完成"的奇效方法。

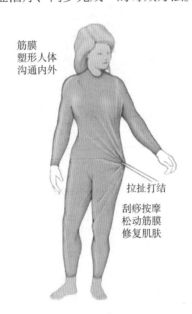

筋膜
塑形人体
沟通内外

拉扯打结

刮痧按摩
松动筋膜
修复肌肤

"塑形人体的筋膜衣"

三、中医经络系统

经络乃是气血的通道。

"经络者，人之元气，伏于气血之中，周身流行，昼夜无间，所谓脉也。"

"经脉者，所以行血气，而营阴阳、濡筋骨、利关节者也。"

"其脉之直行大隧者为经，其脉之分派交经者为络，其脉络之支别者，如树之有枝，又以其自直行之脉络，而旁行之者也。"故称之为"经络"。

中医理论认为吾人皆有"经络系统"，经络紧密地遍布于全身。经络沟通和联系着人体的脏腑、孔窍、皮毛、筋肉、骨骼等各种器官组织，紧结成一个统一的整体，乃人气血、津液运行的通路。所以"夫经脉者，人之所以生，病之所以成，人之所以治，病之所以起，学之所始，工之所止也。"故可"行血气、营阴阳、决死生、处百病"（图1-2-6）。

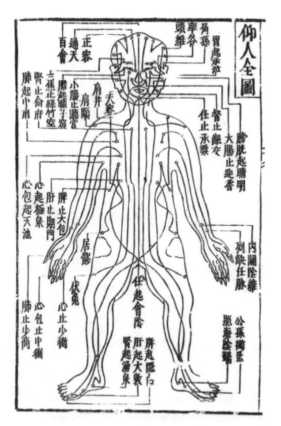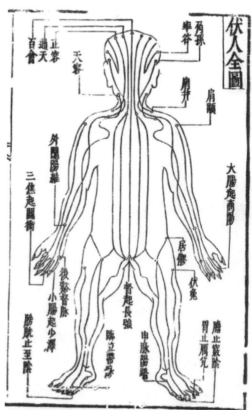

图 1-2-6 《类经图翼》仰卧伏卧经脉周身流注图

歌 诀

经始太阴，而厥阴最后，穴先中府，而终则期门。原夫肺脉，胸中始生；出腋下而行于少商，络食指而接乎阳明。大肠起自商阳，终迎香于鼻外；胃历承泣而降，寻厉兑于足经。脾自足之隐白，趋大包于腋下；心由极泉而出，注小指之少冲。小肠兮起端于少泽；维肩后上络乎听宫。膀胱穴自睛明，出至阴于足外；肾以涌泉发脉，通俞府于前胸。心包起乳后之天池，络中冲于手中指；三焦始名指之外侧，从关冲而丝竹空。胆从瞳子穴，连窍阴于足之四指；肝因大敦而上，至期门而复于太阴肺经。

（一）经脉的作用

1. **联系内外，网络全身**　经络系统由主体部分（十二经脉、奇经八脉、经别、络脉）、内属部分（属络脏腑）和外连部分（经筋、皮部）组成，是人体气血运行的主要通道，也是联结人体各个部分的基本途径。人体的脏腑、器官、皮毛、孔窍、肌肉、筋腱、骨骼等，就是依靠经络的沟通和联结而成为一个有机的整体。

2. **运行气血，协调阴阳**　《黄帝内经灵枢·本藏》曰："行血气而营阴阳，濡筋骨，利关节"。经络推动气血，运行气血，约束气血，调节气血，协调并平衡全身脏腑之气血，乃全身气血之渠道，以使机体有正常的生命活动。

3. **抗御病邪，反映症候**　经气"行气血、营阴阳"，具"反应性"和"传导性"：病时可反映疾病状态以提供治疗；平时则输布正气，抵御外邪。

4. **传导感应，调整虚实**　针灸、按摩、气功等方法之所以能防病治病，正是基于经络具有传导感应和调整虚实的作用。

（二）关于经脉的论述

《难经二十三难》："经脉者，行血气、通阴阳，而营于身者也。"

《经络枢要》："盖脉之在人身也，有经、有络、有筋。而经有常奇，络有大小。又各有直、有支、有正、有别，有正别、诸阴之别，皆为正。而筋亦有直、有支、有别"。且"脏腑阴阳，各有其经，四肢筋骨，各有所主。明其部，以定经，循其流，以寻源。舍此而欲知病之所在，犹适燕而南行，岂不愈劳而愈远哉？方书云：'不读十二经络，开口动手便错'，诚确论也。"

简而言之：大条的、直行的是经脉，小条的、分岔的是络脉，更细小的是孙络；更微细的浮出来的是浮络，经脉之间有横向联系的是经别。

可解释为：浅层的是十二皮部，中层的是十二经筋，深层的是十二经脉。

可见：

以平面象限分：大而直行为经，小而分岐为络，更细小为浮络孙络。横行为经别。

以结构层次分：脉部深入脏腑，皮部在最外面，中层则为筋部。

以生理名称分：六脏六腑为"十二经脉"、"十二经筋"、"十二经别"、"十二皮部"。

（三）经脉的生发

《灵枢·海论》："十二脉者，内属于脏腑，外络于肢节。"

人有六阴脏六阳腑：阴脏为心、肝、脾、肺、肾、心包；阳腑为小肠、胆、胃、大肠、膀胱、三焦（图1-2-7，图1-2-8）。

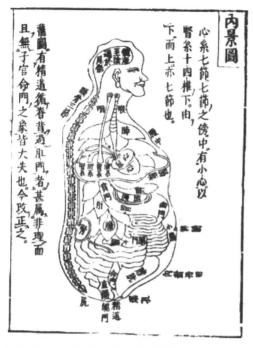

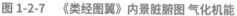

图 1-2-7　《类经图翼》内景脏腑图 气化机能

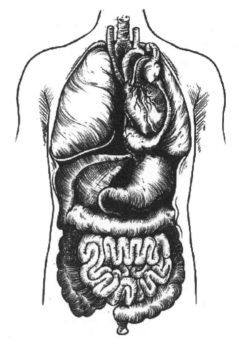

图 1-2-8　西医脏腑图解剖生理位置

每一脏每一腑各生发一条经脉，如此就产生了"十二经脉"。

十二经脉不仅可以反映人的生态，同时也反映人的病态。所以维持经脉畅通，非常重要。

（四）经脉的命名

其命名皆冠以手、足，含有阴阳六气，连属脏腑，"凡人两手足：各有三阴脉，三阳脉，以合为十二经也"。

三阴：谓太阴，少阴，厥阴。

三阳：谓阳明，太阳，少阳也。

手三阴：谓太阴肺经，少阴心经，厥阴心包经。

手三阳：谓阳明大肠经，太阳小肠经，少阳三焦经。

足三阴：谓太阴脾经，少阴肾经，厥阴肝经。

足三阳：谓阳明胃经，太阳膀胱经，少阳胆经。

如上所述：十二经脉为经脉系统之主干，是经络学说的主体，十二经脉各与脏腑直接连属，而且阴经与阳经之间又有互相为表里配合的关系，又称十二正经。十二正经的命名，皆冠以手、足，并包含有阴、阳或者六气，以及所连属脏腑的名称等项，见表 1-2-1。

表 1-2-1　经脉命名

阴经			阳经		
四肢	六气	属脏	四肢	六气	属腑
手	太阴	肺	手	阳明	大肠
手	厥阴	心包络	手	少阳	三焦
手	少阴	心	手	太阳	小肠
足	太阴	脾	足	阳明	胃
足	厥阴	肝	足	少阳	胆
足	少阴	肾	足	太阳	膀胱

1. 十二正经　手太阴肺经、手厥阴心包经、手少阴心经、手阳明大肠经、手少阳三焦经、手太阳小肠经、足阳明胃经、足少阳胆经、足太阳膀胱经、足太阴脾经、足厥阴肝经、足少阴肾经（图 1-2-9）。

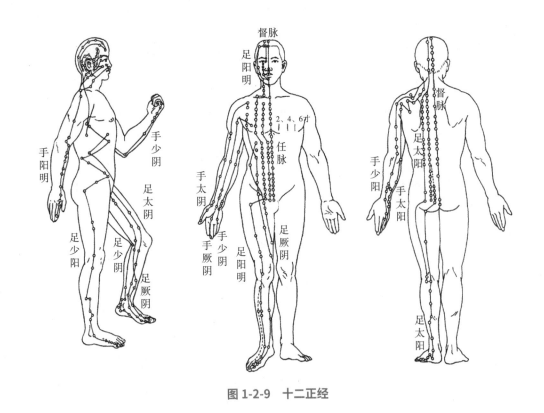

图 1-2-9　十二正经

十二正经好像长江大河，运行周身气血，有时有亏损，有时满，故似湖泊。

而调节气血盈亏的是：奇经八脉。

2. 奇经八脉　即为任、督、冲、带、阴维、阳维、阴跷、阳跷共八脉（图1-2-10）。

《奇经八脉考》："奇经八脉者，阴维也，阳维也，阴跷也，阳跷也，冲也，任也，督也，带也。"

"凡人一身，有经脉、络脉，直行曰经，旁支曰络。经凡十二：手之三阴三阳，足之三阴三阳是也。络凡十五：乃十二经各有一别络，而脾又有一大络，并任督二络，总为十五，共二十七气，相随上下，如泉之流，如日月之行，不得休息……奇经凡八脉，不拘制于十二正经……盖正经犹夫沟渠，奇经犹夫湖泽，正经之脉降盛，则溢于奇经。"

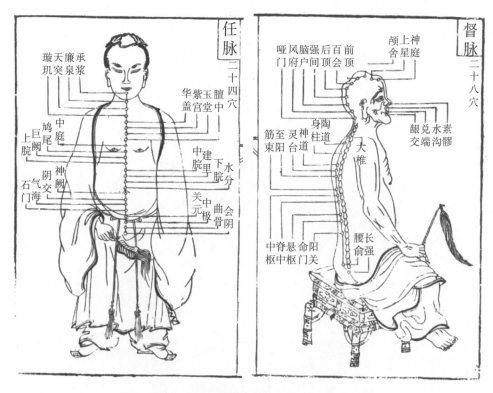

图1-2-10　《类经图翼》奇经八脉之任督二脉图

（五）经脉流注

"谓之经者：以血气流行，经常不息者而言。谓之脉者：以血理分衺行体者言也。手之三阴：从藏走至手。手之三阳：从手走至头。足之三阳：从头下走至足。足之三阴：从足上走入腹。"

故"肺大胃脾心小肠，膀肾包焦胆肝续。手阴藏手阳手头，足阴足腹阳头足。"此脏腑相传之序，及上下所行之次也（图 1-2-11，图 1-2-12）。

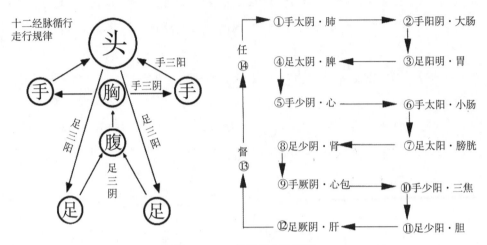

图 1-2-11　经脉气血流注图

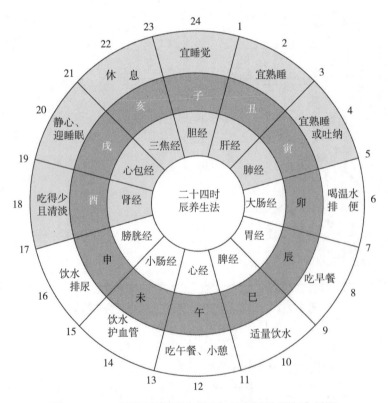

图 1-2-12　《凌门传授铜人指穴》子午流注 回阳九针图

（六）子午流注

歌　诀

"肺大胃脾心小肠，膀肾包焦胆肝续"。

"肺寅大卯胃辰宫，脾巳心午小未中，申膀酉肾心包戌，亥焦子胆丑肝通"。

虽言经脉始于肺止于肝，实则首尾连贯，如环无端，每2个钟点运行一条经脉（图1-2-12，图1-2-13）。

（七）经脉循行

1. 手太阴肺经　起始于中焦腹部，下绕大肠，返回循胃上口贲门，上贯膈膜，入属于肺，再由喉管横走，至于腋下，沿上臂内侧，行于手少阴和手厥阴之前，下达肘中，顺前臂内侧上骨下缘，入寸口，循鱼际，出拇指尖端。

支脉从手腕后，直出食指尖端内侧，接手阳明大肠经（图1-2-14）。

2. 手阳明大肠经　起于食指尖端，沿着食指上侧，通过合谷穴拇指、食指歧骨之间，上入腕上两筋中间的凹陷处，沿前臂上方，至肘外侧，再沿上臂外侧前缘，上肩，出肩端的前缘，上出于肩胛上，与诸阳经相会于柱骨大椎穴上。向下入缺盆，联络肺脏，下贯膈膜，会属于大肠（图1-2-15）。

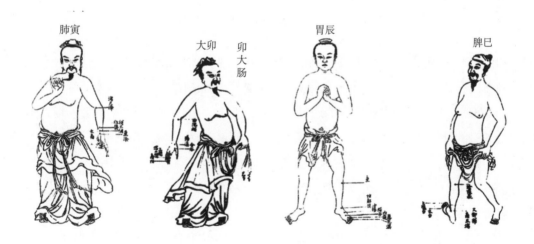

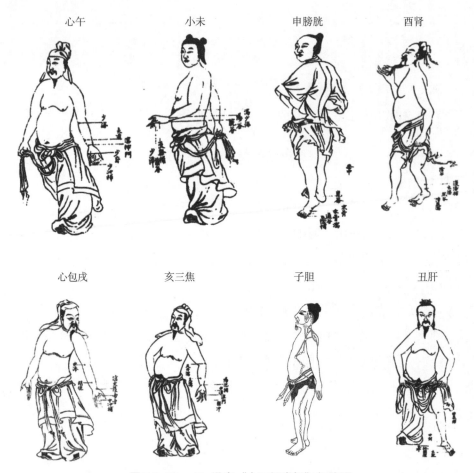

心午 　　　　　　　小未 　　　　　　　申膀胱 　　　　　　　酉肾

心包戌 　　　　　　　亥三焦 　　　　　　　子胆 　　　　　　　丑肝

图 1-2-13 　元·滑寿《十四经发挥》经脉图

它的支脉，从缺盆上走颈部，贯通颊部，下入齿龈，回转绕至上唇，左右两脉交会于人中，左脉向右，右脉向左，上行挟于鼻孔两侧，与足阳明胃经相接。

3. 足阳明胃经　起于鼻孔两旁的迎香穴，由此而上，左右相交于颊中，旁入足太阳经，向下沿着鼻的外侧，入上齿缝中，复出环绕口唇，下交于承浆穴，退回沿腮下后方，出大迎穴，沿颊车穴，上至耳前，通过客主人穴，沿发际到达额颅（图 1-2-16）。

它的支脉，从大迎穴之前，向下走至人迎穴，沿喉咙入缺盆，下贯膈膜，入属于胃腑，与脾脏相联系。其直行的脉，从缺盆下行于乳房的内侧，再向下挟脐而入于毛际两旁的气街穴。

又一支脉，起于胃的下口，下循腹里，到气街前与直行的经脉相合，再由此下行至髀关穴，过伏兔，下至膝盖，沿胫骨前外侧，下至足背，入中趾内侧。

另一支脉，从膝下三寸处分别而行，下至足中趾外侧。

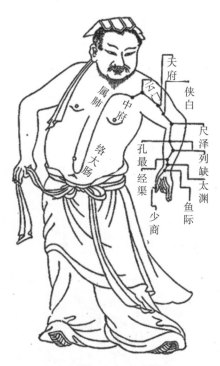

图 1-2-14　肺经

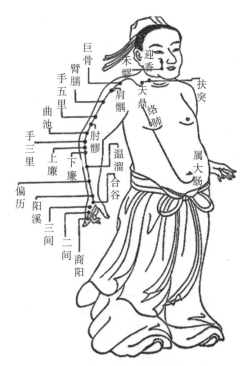

图 1-2-15　大肠经

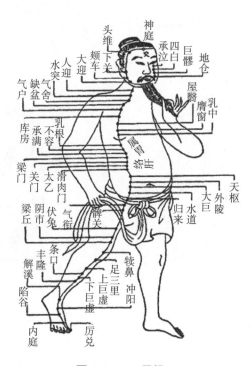

图 1-2-16　胃经

又一支脉，从足背进入足大趾，直出大趾尖端，与足太阴脾经相接。

4. 足太阴脾经　起于足大趾的尖端，沿着大趾内侧赤白肉分界处，经过大趾后的核骨，上行于内踝的前方，再上行于小腿肚的内侧，沿胫骨后方，与厥阴肝经交叉出于其前，上行膝股内侧的前缘，直达腹内，入属脾脏，连络胃腑，上过膈膜，挟行咽喉，连于舌根，散于舌下（图1-2-17）。

它的支脉，又从胃腑分别而行，注于心中，与手少阴心经相接。

5. 手少阴心经　起于心脏中，出属于心的脉络，下过膈膜，联络小肠（图1-2-18）。

它的支脉，从心系上行，挟于咽喉，联系到目系。

另一直行的经脉，又从心系上行肺部，向下横出腋下，沿上臂内侧的后缘，到达掌后小指侧高骨的尖端，进入掌内后侧，沿着小指的内侧至指端，与手太阳经相接。

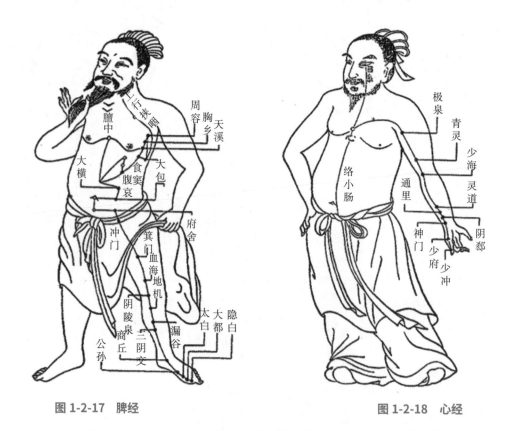

图 1-2-17　脾经　　　　　　　　　　　　　　　图 1-2-18　心经

6. 手太阳小肠经　起于手小指的尖端，沿手外侧，上入腕部，过锐骨直上，沿前臂骨下缘，出肘侧两骨之间，再上行，沿上臂外侧后缘，出肩后骨缝，绕行肩胛，左右交于肩上，下入于缺盆，联系心脏，再沿咽部下行穿过横膈膜，到达胃部，再向下入属小肠本腑

（图 1-2-19）。

它的支脉，从缺盆沿颈上抵颊部，至眼外角，回入耳中。

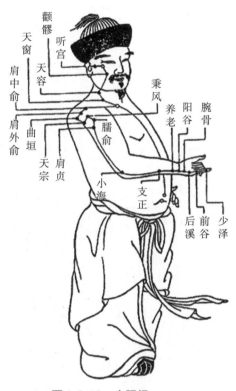

图 1-2-19　小肠经

又一支脉，从颊部别走眼眶下，至鼻，再至眼内角，斜行而络于颧骨部，与足太阳经相接。

7. 足太阳膀胱经　起于眼内角，向上行于额部，交会于头顶之上（图 1-2-20）。

它的支脉，从头顶至耳上角。

它的直行经脉，从头顶入络于脑，复从脑后下行项后，沿肩胛内侧，挟脊柱的两旁直达腰中，沿筋肉深入，联络肾脏，入属于膀胱本腑。

另一支脉，从腰中会于后阴，通过臀部，直入膝腘窝中。

又一支脉，从左右肩胛内侧，分别下行，穿过脊柱旁肌肉，经过髀枢，沿髀外侧后缘，向下行，与前一支脉会合于膝腘窝中，由此再向下通过小腿肚，出外踝骨的后边，沿着京骨，至小趾尖端外侧，交于小趾之下，与足少阴经脉相接。

8. 足少阴肾经　起于足小趾的下面，斜走足心，出于然谷之下，沿着内踝的后面，转入足跟，由此上行小腿肚内侧，出腘内侧，上行股内侧后缘，贯脊而入属于肾脏，与膀胱联系（图 1-2-21）。

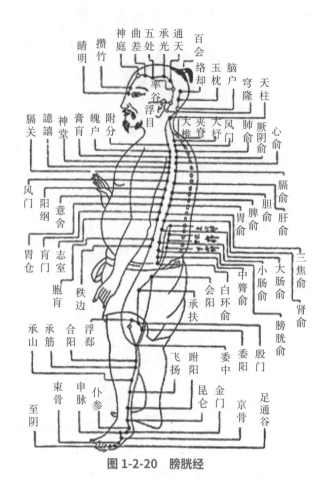

图 1-2-20　膀胱经

它直行的经脉，从肾上连肝贯膈，进入肺脏，沿着喉咙，归结于舌根。

它的支脉，从肺出来，联络心脏，再注于胸中，与手厥阴心包络经相接。

9. **手厥阴心包络经**　起于胸中，出属于心包络，向下穿过膈膜，依次联络上中下三焦（图 1-2-22）。

它的支脉，循行胸中，横出胁下，当腋缝下三寸处上行至腋窝，再沿上臂内侧，行于手太阴肺经和手少阴心经的中间，入肘中，下循臂，行于掌后两筋之间，入掌中，沿中指直达指尖。

又一支脉，从掌中别出，沿无名指直达指尖，与手少阳三焦经相接。

10. **手少阳三焦经**　起于无名指的尖端，上行出次指之间，沿着手背，出前臂外侧两骨的中间，向上穿过肘，沿上臂外侧上肩，而交出足少阳胆经之后，入缺盆，分布于膻中，散络于心包，下过膈膜，依序属于上中下三焦（图1-2-23）。

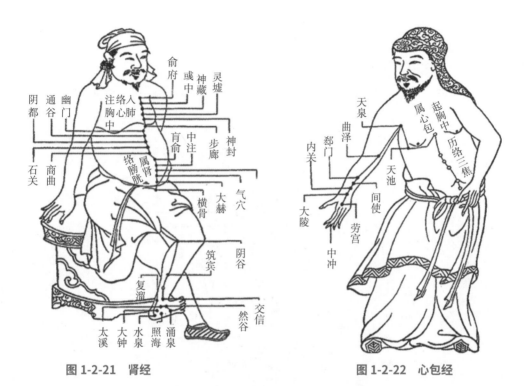

图 1-2-21　肾经

图 1-2-22　心包经

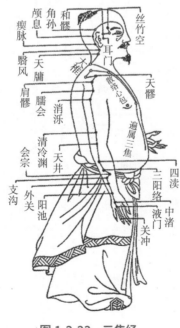

图 1-2-23　三焦经

　　它的支脉，从膻中上出缺盆，上走颈项，夹耳后，直上出耳上角，由此曲而下行额部，到眼眶下。

　　另一支脉，从耳后入耳中，再出走耳前，经过客主人穴的前方，与前支脉会于颊部，至眼外角，与足少阳胆经相接。

　　11. 足少阳胆经　起于眼外角，上行至额角，向下绕到耳后，沿颈走手少阳三焦经的前面，至肩上，又交叉到手少阳三焦经的后面，入缺盆（图1-2-24）。

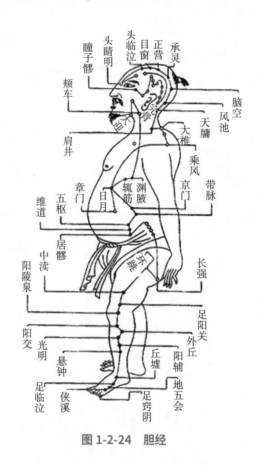

图1-2-24　胆经

　　其直行的经脉，从缺盆下腋，沿着胸部过季胁，与前支脉会合于髀厌中，再下沿大腿外侧，下行至膝外缘，下走外辅骨的前方，直下至外踝上方的腓骨凹陷处，出于踝前，沿着足背，出足小趾与第四趾之间。

　　它的支脉，从耳后入耳内，出于耳前，至眼外角的后方。

　　又一支脉，从眼外角下行至大迎穴，与手少阳三焦经相合，至眼眶下，向颊车，下颈，与前一支脉合于缺盆，再由此下行胸中，通过膈膜，联络肝脏，入属胆腑，沿着胁里，出少腹两侧的气街，绕过阴毛际，横入髀厌中。

另一支脉，由足背走向大趾之间，沿着大趾的骨缝，至大趾尖端，再回走穿过爪甲，出三毛，与足厥阴肝经相接。

12. 足厥阴肝经　起于足大趾丛毛上的大敦穴，沿着足背内侧，至内踝前一寸处，向上至踝骨上八寸处，交叉于足太阴脾经的后方，上膝弯内缘，沿阴股，入阴毛中，环绕阴器二周，至小腹，夹行于胃部，上行属肝，下络于胆，再上通过膈膜，散布于胁肋，从喉咙的后侧，入喉咙的上孔，联系眼球深处的脉络，再上出额部，与督脉会合于头顶中央之百会穴（图 1-2-25）。

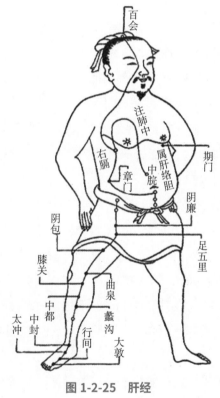

图 1-2-25　肝经

它的支脉，从眼球深处脉络，向下行于颊部内侧，环绕口唇之内。

另一支脉，又从肝脏通过膈膜，上注于肺脏，与手太阴肺经相接。

（八）十二经筋

经筋基本功能乃"主束骨而利关节"，肌肉因收缩牵拉关节而运动，其负力点正在肌腱与骨的结合部位，相当于经筋的"结"、"聚"之处。此些部位乃经筋系统最易损伤之处，一旦损伤，局部血络受损，气滞血瘀，日久粘连，形成结节瘢痕。

十二经筋使十二经脉之气结聚于筋肉关节，联结全身骨节，保持人体运动。起于四肢指爪之间，盛于辅骨，结于肘腕，系于关节，联于肌肉，上于颈项，终于头面，有起、有结，有会聚、有散布，上达头身头面胸腹。

手足三阴三阳经筋：厥阴居中、太阴居前、少阴居后；少阳居中、阳明居前、太阳居后。

足三阳经筋，均结于頄部（面部）；足三阴经筋，均结于阴器（腹部）；手三阳经筋，均结于额角部（头部）；手三阴经筋，均（可添加）结于贲（胸膈部）。

经筋病症，为肌肉、肌腱、关节、韧带以及部分内脏平滑肌等组织在感觉、运动方面的机能失常。

治疗原则是"以痛为腧"，即治疗是以痛处取穴及近部取穴为主。

1. 手太阴之筋　手太阴肺经之筋，起于手大指的上端，沿指向胸，结于鱼际之后，又从寸口外侧沿臂上行，结于肘中，上行臑部内侧，入于腋下，上出缺盆，结于肩髃前方，再上结于缺盆，下行络于胸中，分散贯穿贲门下面，下至软肋部（图1-2-26）。

本经之筋所发生的病症有：在它循行经过的部位，下肢转筋、疼痛，严重时发展成息贲症，胁下拘急、吐血。治疗时，应当采取火针法，不用迎随手法，以病愈确定针刺次数，以痛处作为腧穴。这种病叫做仲冬痹。

2. 手阳明之筋　手阳明大肠经之筋，起于食指之端，结于腕部，沿臂上行，结于肘部，又上行臑部而结于肩髃；由此分出的支筋，绕过肩胛，挟脊柱两侧。其直行之筋，从肩髃上行至颈部。从颈部分出的支筋，上行颊部，而结于颧骨部。其直行之筋，上行出于手太阳经筋的前方，再上行至左额角，络于头部，下行到右颌（图1-2-27）。

本经之筋所发生的病症有：在其筋所经过的部位，发现疼痛、转筋，肩不能举，脖子不能左右顾盼。治疗时，应采取火针法，不用迎随手法，以病愈确定针刺次数，以痛处作为腧穴。这种病叫做孟夏痹。

3. 足阳明之筋　足阳明胃经之筋，起于足次趾外侧，结聚于足背，斜行外侧上方而至跗骨，向上结聚于膝外侧，直上结聚于髀枢部，上沿胁部，连属于脊柱。其直行之筋，从足背上行沿胫骨，结聚于膝。由此分出的支筋，结聚于外辅骨，与足少阳之筋相合。其直行的筋，上沿伏兔，再向上结于髀部，会聚于阴器，再向上行至腹部而散布，至缺盆而重新结聚，再上行通过颈部，挟口两旁，合于颧骨，下结于鼻，上合于足太阳之筋。足太阳是上眼胞的纲维，足阳明是下眼胞的纲维。从颧骨分出的支筋，通过颊部，结聚于耳的前方（图 1-2-28）。

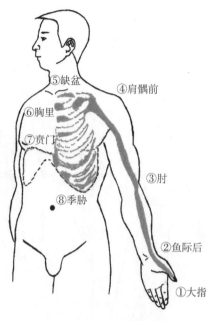

图 1-2-26　手太阴经筋

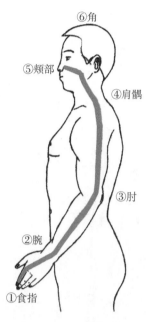

图 1-2-27　手阳明经筋

　　本经之筋所发生的病症有：足中趾及胫部转筋，足背拘急，伏兔部转筋，大腿前部发肿，阴囊肿大，腹筋拘紧，牵引缺盆、面颊和嘴突然歪斜。如寒，眼则不能闭合；如热，筋弛缓，眼则不能睁开。颊筋有寒，就会牵扯面颊，使口不能闭合；颊筋有热，就会使筋弛缓无力，所以发生口角歪斜。治疗时，要用马脂，病较急的，将白酒和桂末涂抹于弛缓的一侧；病较缓的，用桑钩钩住口角，再将桑木炭火，置于地坑中，地坑的深浅与病人坐的高低相等，再用马脂熨贴挛急的颊部，同时要饮些美酒，吃点烤羊肉，不喝酒的人也要勉强喝点，并在患部再三抚摩就可以了。治疗转筋的病人，要采用火针法，不用迎随手法，以病愈确定针刺的次数，以痛处作为腧穴。这种病叫做季春痹。

　　4 足太阴之筋　足太阴脾经之筋，起于足大趾之端的内侧，上行结聚于内踝。其直行之筋，上结于膝内辅骨，再向上沿大腿内侧，结聚于髀部，会聚于阴器，又上行至腹部，结于脐中，再沿腹内上行，结于胁部，散布于胸中。其行于内的筋，由阴器上行而附着于脊柱（图 1-2-29）。

　　本经之筋所发生的病症有：足大趾和内踝转筋疼痛，膝内辅骨疼痛，大腿内侧牵引髀部作疼，阴器有扭结痛之感，并上引脐部、两胁、胸膺及脊内部疼痛。治疗时，应当采用火针法，不用迎随手法，以病愈确定针刺的次数，以痛处作为腧穴。这种病叫做仲秋痹。

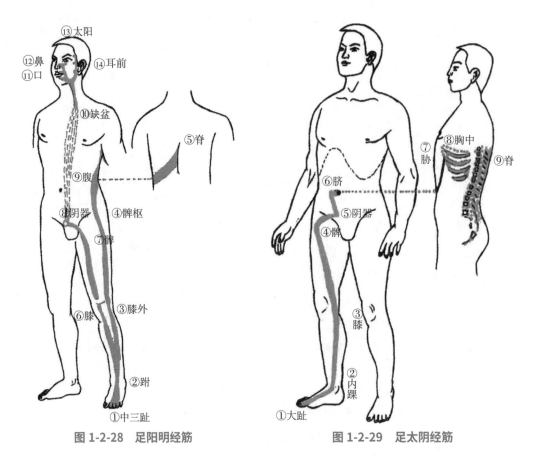

图 1-2-28　足阳明经筋　　　　　　图 1-2-29　足太阴经筋

5. 手少阴之筋　手少阴心经之筋，起于小指的内侧，结于锐骨，上行结于肘部内侧，再上行入于腋下，与手太阴肺经之筋交叉，伏行于乳里，结于胸中，沿着贲门，向下与脐部相连（图 1-2-30）。

本经之筋所发生的病症有：胸内拘急，心下坚积而成伏梁。本筋是肘部屈伸的纲维，本筋经过的部位，有转筋和疼痛的症状。治疗时，应采用火针法，不用迎随手法，以病愈确定针刺次数，以痛处作为腧穴。如果已成伏梁病而吐脓血的，是不可治的死症。这叫做季冬痹。

6. 手太阳之筋　手太阳小肠经之筋，起于手小指上端，结于手腕部，上沿臂内缘，结于肘内高骨的后面，以手指弹之，会有酸麻感反应到小指上，再上行入结于腋下。其分出的支筋，向后从腋的后侧上行围绕肩胛，沿颈部出于足太阳经筋之前，结于耳后完骨。由此分出的支筋，入于耳中。其直行之筋，出于耳上，下行结于颌部，又上行属于眼外角（图 1-2-31）。

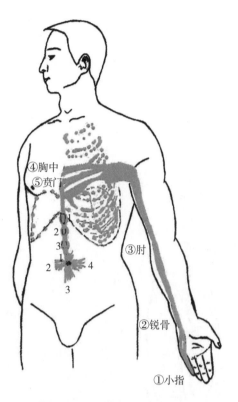

④胸中
⑤贲门

③肘

②锐骨

①小指

图 1-2-30　手少阴经筋

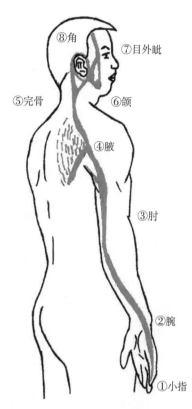

⑧角　　⑦目外眦

⑤完骨　　⑥颔

④腋

③肘

②腕

①小指

图 1-2-31　手太阳经筋

本经之筋所发生的病症有：手小指和肘内锐骨的后缘疼痛，沿臂内侧入腋下也痛，腋后侧也痛，围绕肩胛牵引颈部作痛，耳中鸣痛，并牵引颔部也痛，痛时必须闭目休息一段时间才能看见东西。颈筋拘急，寒热发于颈部的，就是鼠瘘、颈肿一类疾病。治疗时，当用火针法，以病愈确定针刺次数，以痛处作为腧穴，如刺后肿仍不消的，再用锐针刺治。如疼痛正在循行部位而又转筋的，也用火针法，也以病愈为针刺次数，以痛处为腧穴。这种病叫做仲夏痹。

7. 足太阳之筋　足太阳膀胱经之筋，起于足小趾，上行结聚于足外踝，再斜行向上结聚于膝部。它在足跗下行的那支，沿足外踝的外侧，结聚于踵部，上沿足跟，结聚于腘窝部。它别行的另一支，结聚于腿肚外侧，上行入于膝腘窝的内侧，与前在腘中的筋并行，上行结于臀部，再上行挟脊骨两旁而上至于项。由此分出的支筋，别行入内而结聚于舌根。它直行的那支，上结于枕骨，上行头顶，下至眉上，结聚于鼻的两旁。从鼻分出的支筋，绕目上睑而下行，结聚于颧骨部（图 2-1-32）。它的又一支筋，从腋后外缘，上行结聚于肩髃穴处。由此处分出的支筋，入于腋下，上行而出于缺盆，再上行结聚于耳后的完骨部。

再有一支筋，从缺盆别出，斜上出于颧骨部。

本经之筋所发生的病症有：足小趾及跟踵部疼痛，膝腘部拘挛，脊背反折，项筋发急，肩不能上举，腋部及缺盆部扭结疼痛，肩部不能左右摇动。治疗时要采用火针，不用迎随手法，以病见效确定针刺次数，以痛处作为腧穴。这种病叫做仲春痹。

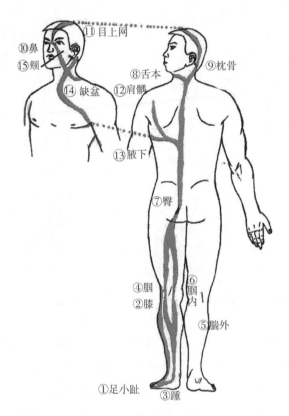

图 1-2-32　足太阳经筋

8. 足少阴之筋　足少阴肾经之筋，起于足小趾的下面，与足太阴经之筋相合，斜从上至内踝的下方，结聚于足跟，与足太阳经之筋相合，上行结于内辅骨的下面，与足太阴经之筋相合，沿大腿内侧上行，结于阴器，又沿脊内，挟脊柱骨，上行至项部，结聚于枕骨，与足太阳经之筋相合（图 1-2-33）。

本经之筋所发生的病症有：足下转筋，本经所循行和结聚的部位都会感到疼痛和转筋，以癫痫、拘挛和痉症为主。病在外，腰只能后仰不能前俯；病在内，不能后仰，所以背部苦于拘急，腰只能反折而不能前俯，腹部苦于拘急，身体就不能后仰。治疗时，应当采用火针法，不用迎随手法，以病愈确定针刺的次数，以痛处作为腧穴。如病在内，可用熨经、导引、饮服汤药。如转筋次数逐渐增多而又加重的，为不可治的死症。这种病叫做孟秋痹。

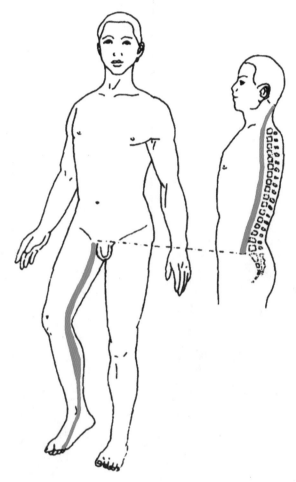

图 1-2-33 足少阴经筋

9.手厥阴之筋 手厥阴心包络经之筋，起于中指，与手太阴肺经之筋并行，结于肘内侧，上行臂内侧，结于腋下，下行分散前后而挟胁肋。从胁下分出的支筋，入于腋下，散布于胸中，结于贲门（图 1-2-34）。

本经之筋所发生的病症有：在其经过的部位出现转筋，胸痛，息贲。治疗时，应采用火针法，不用迎随手法，以病愈确定针刺次数，以痛处作为腧穴。这叫做孟冬痹。凡是经筋所发生的病，属寒的筋会拘急，属热的筋弛缓不收，阴痿不用。背部的筋拘急会使人腰脊强直反折，腹部的筋拘急会使人前俯而不能伸直。火针法用于治疗因寒而筋急之病，若因热而筋弛缓，就不能用火针法了。足阳明胃经和手太阳小肠经的筋拘急，会出现口眼歪斜，眼角拘急，治疗时，可用以上所说的火针法。

10. 手少阳之筋　手少阳三焦经之筋，起于无名指之端，结于腕部，向上沿臂结于肘部，又绕臑部的外侧上行，经肩至颈，合于手太阳小肠经之筋。从颈部分出的支筋，当曲颊部深入，系于舌根。由曲颊分出的支筋，上走曲牙处，沿耳前，连属于眼外角，向上经过额部而结于额角（图1-2-35）。

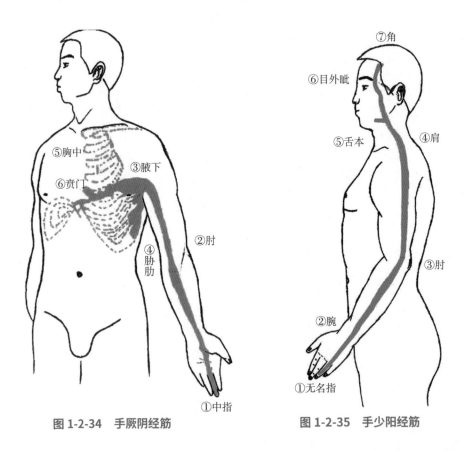

图 1-2-34　手厥阴经筋　　　　　　　　图 1-2-35　手少阳经筋

本经之筋所发生的病症有：在经筋所过之处出现转筋、舌卷。治疗时，应当采用火针法，不用迎随手法，以病愈确定针刺次数，以痛处作为腧穴。这种病叫做季夏痹。

11. 足少阳之筋　足少阳胆经之筋，起于足第四趾端，上行结聚于外踝，下沿胫骨外侧，结聚于膝部外侧的阳陵泉穴。其从外踝分出的支筋，别走外辅骨，上走髀部，前支结聚于伏兔处，后支结聚于尻部。其直行之筋，向上行至胁下空软处，再上走至腋部的前缘，横过胸乳，结聚于缺盆。又一直行之筋，上出于腋部，贯入缺盆，出足太阳经筋之前，沿着耳后，上至额角，会于头顶，再下行至下巴，上结于颧骨部。由此处分出的支筋，结聚于眼外角，为眼的外维（图1-2-36）。

本经之筋所发生的病症有：足第四趾转筋，牵引到膝外侧也转侧，膝关节不能屈伸，膝窝中的筋拘急，前面牵引髀部，后面牵引尻部，向上牵及胁下空软处和软肋部疼痛，再向上牵引到缺盆、胸、乳、颈等部位的筋都感到拘紧。如果从左侧向右侧的筋感到拘紧，右眼就不能睁开，本筋上过右头角，与跷脉并行，左侧的筋与右侧相连结，所以，伤了左侧的筋，右脚就不能动，这叫做维筋相交。治疗时采用火针法，不用迎随手法，以病愈确定针刺次数，以痛处作为腧穴。这种病叫做孟春痹。

12. 足厥阴之筋　足厥阴肝经之筋，起于足大趾之上，上行结于内踝之前的中封穴，上沿胫骨，再上结于膝内辅骨的下方，又沿大腿内侧上行，结于阴器，在此与其他经筋相联络（图 1-2-37）。

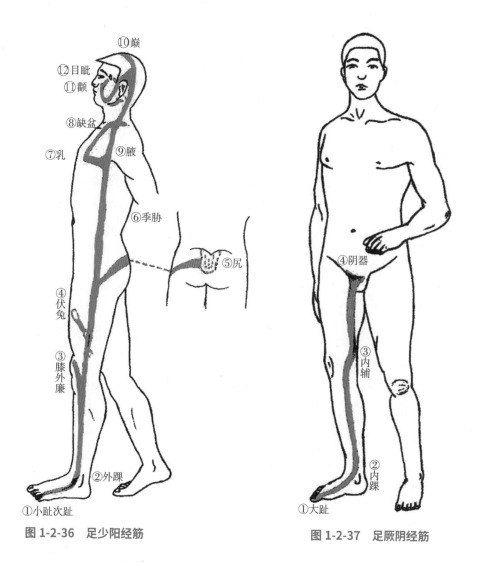

图 1-2-36　足少阳经筋　　**图 1-2-37　足厥阴经筋**

本经之筋所发生的病症有：足大趾、内踝前和内辅骨等处都感觉疼痛，大腿内侧疼痛并且转筋，如伤于房劳就会出现阳痿，伤于寒邪则阴器缩入，伤于热邪则阴器挺直不收。治疗时，应当行水以治厥阴之气。对转筋病症，要用火针法，不用迎随手法，以病愈确定针灸次数，以痛处作为腧穴。这种病叫做季秋痹。

治法精粹

"筋"字辞典解：为"肉"，为"力"，为"竹"。

一指结缔组织之展态，二指牵引伸缩之力，三指韧带关节彼此之牵联；

三者相合，成为人之"原动力"。

凡经筋"因于湿，首如裹，湿热不攘，大筋软短，小筋弛长，软短为拘，弛长为痿"。及"经筋之病，寒则反折，筋急；热则筋弛纵不收，阴痿不用；阳急则反折，阴急则俯不伸"。皆为十二经筋病，可采用下述方法治之：

1. 经筋查灶法

病灶多呈酸、痛、胀、麻，身体困倦疲乏，重滞无力，以按摩手法先查其筋，筋静则探之、按之、压之、拨之、弹之，动则振之、摇晃之、牵引之、转折之，病灶必痛而不利，且病灶大部在其诸筋之所起、所结、所布、所散、所止之处，可依经筋之文并查图验之。

2. 以痛为腧法

《灵枢·背腧》："按其处，应在中而痛解。"

凡经脉之"标本根结"及"气街"与经筋"起、结、聚、散"相关之穴位，均可治疗经筋病。

其法为：以手指按压该穴位时，病变经筋疼痛减轻或消失，原来活动不利的关节顺利活动，此痛穴即为治穴也。

手太阴经筋主要治疗点：

期门、中府、天府、尺泽、孔最、列缺、鱼际。

手厥阴心包经筋主要治疗点：

天池、天泉、曲泽、间使、大陵、劳宫。

手少阴心经筋主要治疗点：

水分、气海、云门、极泉、少海、神门。

手太阳小肠经筋主要治疗点：

颧髎、肩中俞、肩外俞、曲垣、天宗、完骨、臑俞、小海、养老、阳谷、后溪。

手少阳三焦经筋主要治疗点：

丝竹空、角孙、翳风、肩髎、清冷渊、支沟、阳池、中渚。

手阳明大肠经筋主要治疗点：

大椎、肩髃、臂臑、曲池、手三里、阳溪、合谷。

足太阳膀胱经筋主要治疗点：

承山、委中、殷门、秩边、夹脊穴、定喘、百劳、大杼、天柱、睛明、迎香。

足少阳胆经筋主要治疗点：

瞳子髎、完骨、风池、肩井、京门、环跳、阳陵泉、悬钟、丘墟、足临泣。

足阳明胃经筋主要治疗点：

颊车、四白、承泣、下关、膺窗、髀关、伏兔、足三里、解溪。

足太阴脾经筋主要治疗点：

大包、周荣、腹结、冲门、血海、阴陵泉、地机、三阴交、商丘、公孙。

足少阴肾经筋主要治疗点：

天柱、肾俞、横骨、阴谷、复溜、太溪、照海、然谷、涌泉。

足厥阴肝经筋主要治疗点：

期门、曲骨、急脉、阴廉、曲泉、蠡沟、太冲。

以上所述诸穴，皆可于所属经筋或经脉上采用经脉带状刮或经穴区之区块刮，并可参考第二章"辨证之部"之"经脉诊"、"经筋诊"、"经穴诊"及"瘀象诊"而治疗之。

□ **小结**

1. 经脉 为气血运行的主要部分，古人以直行者为经；伏行深而不可见者为经。依照经络系统的类别，又可分为十二正经、奇经八脉系统。

2. 络脉 经脉分支，横行者为络；浮而常见者为络。它的数量多，分布于全身各部位。

3. 经筋和皮部 全身的筋肉与皮肤藉由经络中气血所濡养的部分，则称为十二经筋与十二经皮部，分别属于十二经脉系统。

经络学说非常重要，是中医治病的核心理论。所有中医治病和养生的方法都须以经络为基础平台。

经云："脏腑阴阳，各有其经，四肢筋骨，各有所主。明其部，以定经，循其流，以寻源。"

虽然中西医学解释各有不同，但其治疗之对象皆不脱离了"人体"，唯中医讲究机能性之"经络气化论"，西医强调结构性之"解剖生理学"而已。

而在治疗技术上笔者多采用"经脉刮"（带状）及"经穴刮"（点刮），可参考第四章"技术之部"。

图 1-2-38 为完整的经络系统图。

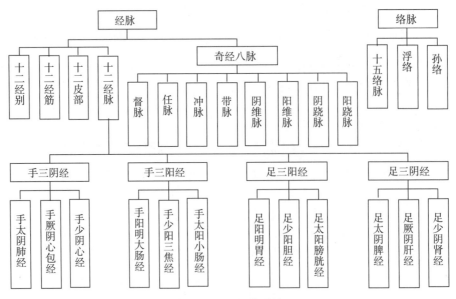

图 1-2-38 经络系统

四、全息网络系统

（一）概述

1981 年，张颖清教授发表了"生物全息律"，即生物体的某局部能反映整个生物体的信息，每一局部都是整个人体的缩影，张教授称此具体而微的次单元为"全息元"，而大"全息元"当中还可存在更小的"全息元"，人体的全息单元遍布于全身（图 1-2-39），而中医的脉诊、面诊、舌诊、耳穴、手足针，温灸穴位、手足反射区等早有载之。简而言之，即易理中所述"天地大宇宙、人身小宇宙"、"一物一太极"。

故人身有一互联网，即"全息系统"，该系统以特殊频率在各组织器官之细胞间相互交流信息。全身共有 106 个区域藏有全身的信息码。一个细胞也会隐藏着全身组织器官的信息，这些信息码就是 DNA，也就是基因遗传密码。

（二）应用

1. 静态　系统解剖学将人体按功能分为十一大功能系统，局部解剖学按结构将人体分为十个局部。此为西方医学之人体解剖学。

2. 展态　筋膜解剖学中的每个器官、每个层次，均是以一筋膜支架网络为基础，而分化的功能细胞，在筋膜网络的包绕支持下，维持人体正常功能与结构，各部筋膜相互联系形成一整体（图 1-2-39，图 1-2-40）。

所以系统解剖学按功能，局部解剖学按结构，筋膜解剖学按寿命，将筋膜与功能组合，此两部相互依存，彼此促进，维持人之正常功能和结构的完整。

简而言之：筋膜学研究的是时间轴，而系统解剖学和局部解剖学分别研究的是功能轴和结构轴。而时间轴在中医动态医学观的"经络气化论"中得到了合理的解释。此为"展态"。

3. 动态　经络"内属脏腑外络肢节"，深入浅出，而经筋与经脉在体表通路基本一致，但走向不同，经筋皆从四肢末端走头与身，虽行于体表，但不入内脏，结聚于关节及骨络之处，既保护了人体，又是人的运动动力之来源。故"经筋"内连经脉，外覆皮部，能量立体串流，互相沟通，又岂能独立于经络系统之外？可见经筋乃经络系统之一部，但一部之中拥有全部的信息，微观之中又有宏观的全部显现，我称之为"经筋筋膜二元"。此"二元"并存于"三态"之中，此为"动态"（图 1-2-41）。

而动态医学即中医之经络"气化论"，也正是"经筋筋膜二元共构"、"三态并存"的全息网络系统的概念大平台。

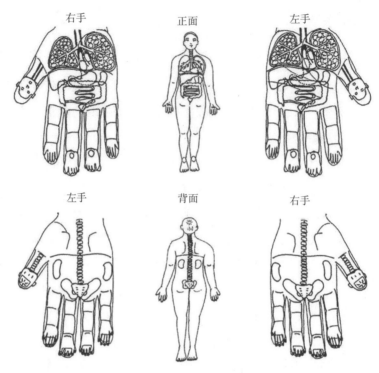

图 1-2-39　筋膜解剖展态图

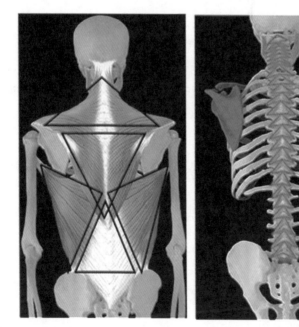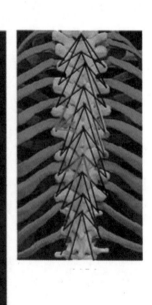

图 1-2-40　深、中、浅三层架构筋膜展态图

44

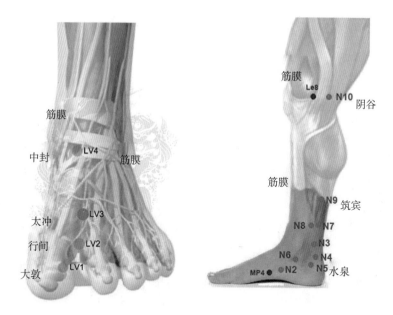

图 1-2-41　筋膜经筋二元论图

刮痧精粹

1. 筋膜是满布能量的大网

筋膜为一全息能量信息网，它深透细胞，结界肌肉，包裹脏腑，架构人体，塑形外表，如同包覆人体深浅内外的一件紧身衣（图 1-2-42），网上能量的反射，都是人体生理信息的反射区，也是病理信息的"反射区"和"治疗区"，如同中医学之"经脉""穴道"。

2. 筋膜伴随我们成长、病痛、老化，就如同经络

筋膜在胚胎初发之时，由变稠的液体渐渐形成一张薄薄的膜，首先包住小小的细胞，传导神经，形成血管，流动血气，又结聚成软组织，形成了各式各样结缔组织，还包住器官、肌肉、骨头，此张大网不断延伸出去，把人支撑起来，塑形成人体现在所被看到的样子。这就是筋膜，一张信息大网，一张能量大网的真正形象展现（图 1-2-43）。

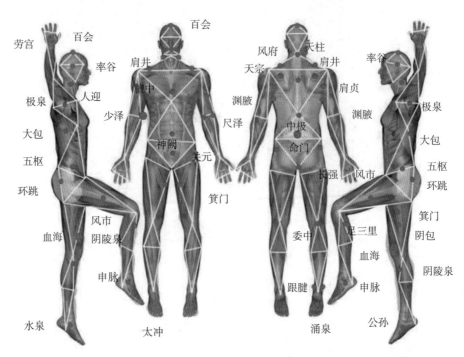

图 1-2-42　一层提供动能疗能的经穴筋膜衣（笔者常用之于经穴按摩）

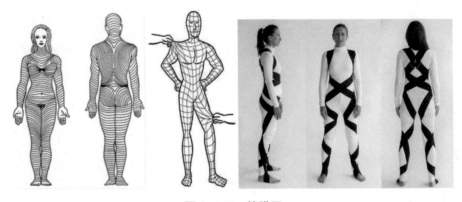

图 1-2-43　筋膜网

　　以橘子举例，橘子皮其实就是在外面那一层比较厚一点的膜，把橘子剥开，果实又有一层白白的膜，再扒开一颗颗果粒的外面，里面都还是有一层更薄的透明的膜（图 1-2-44）。

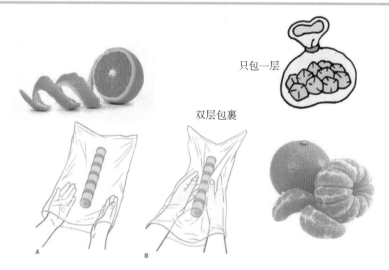

图 1-2-44　筋膜的形成理论比喻图

只包一层

双层包裹

　　我们把这个概念转换成动物器官，就以猪肝为例，肝是器官，上面都有层薄薄的膜，水水的，那就是筋膜。所以，心有心包膜（图 1-2-45），子宫有内膜、外膜，骨有骨膜，甚至脑也有脑膜。我们说，脑膜发炎，不得了；心包膜变厚，心悸，胸口好闷；子宫内膜异位，不易受孕。

　　还有，常常会发生的运动伤害：韧带拉伤！骨膜发炎了！走路一拐一拐的，等等，这些大大小小的，里里外外的，内科外科的，都与筋膜息息相关！

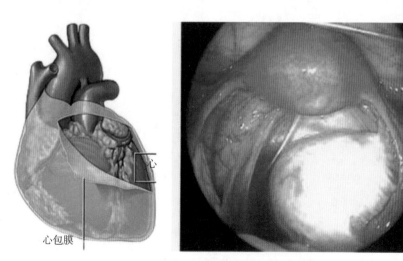

心

心包膜

图 1-2-45　心包膜图与子宫内膜异位图

其实中医学讲的更为精简：经络系统。经络深入浅出，"内属脏腑外络肢节"，包含了经脉、络脉、皮部、筋部。经络沟通内外，周流气血，就涵盖了筋膜。因此，筋膜就是一张反映人体健康的大地图，它既能沟通内外，亦能反映病象，自然就能据此利用方法和工具，找到问题，解决问题，恢复健康，甚至使人变得更漂亮！简而言之，也就是"一物一太极"，"太极之中有阴阳"，在经穴上"调其阴阳"而已。至于技法，我采用双板，名之为"双板太极刮痧法"，简称"双板太极"。

3. 速简效验的解症模式——"双板刮痧法"

以斜方肌为例，双板刮痧可伸展肌纤维并进行张力重整。

由于筋膜是一整体，此紧彼松，双板刮痧可以松动筋膜，使整体筋膜恢复平衡。

此外，因长时间固定姿势或急性扭伤，或因精神压力大筋膜易黏着在肌肉或内脏上，双板刮痧可以有效松解粘连（图 1-2-46）。

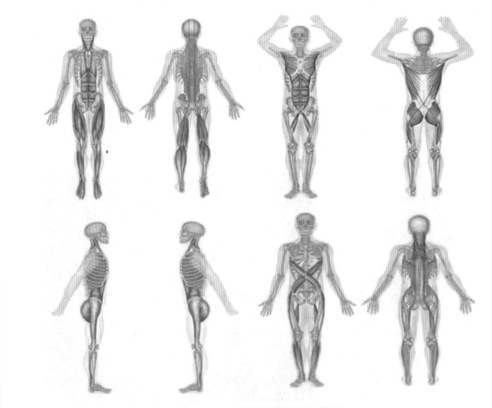

图 1-2-46　松动筋膜舒展经络图

———— • 本章小结 • ————

　　本章首先叙述刮痧概论，接着指出：人体结构乃是"三态"并立，静态上是"解剖系统论"，亦即生理系统；展态上是"筋膜延展论"，亦即筋膜系统；动态上是"经脉气化论"，亦即经络系统。

　　这三大系统形成巨大的"全息网络"系统，反映人体生理和病理的现象。

　　而经筋和筋膜融合为"筋膜二元论"，巩固了刮痧理论的基础，掌握了此理论基础可以提高刮痧的技巧。读者可以运用下一章所列的全息诊法，参考本章所列"全息网络"系统的穴点区、经络带及人体各个部位，快速地"寻痧识病，有效解症"。

第二章

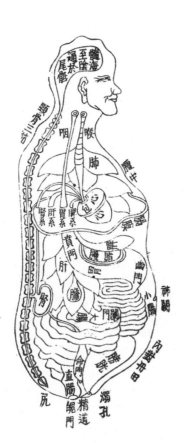

辨证之部

辑历代经典文献，择其辨证法门，旁通一贯，共计常用法八诊。

每一诊法皆列有刮痧捷要，诊脉则另附捷要

第一节　概　述

《望诊遵经》言："将欲治之，必先诊之。"

所谓"观外揣内"乃观察局部的体征病象，从而判断内部脏腑的正常规律或反常的反应，是谓"辨证"也。

而全息乃指小细胞也有大个体的生命缩影，任何一局部都是一个缩小版的全体。

全息刮痧从局部观全体，刮痧之前，先以"全息遍诊法"遍诊全身，此乃"整体观"；而分别部位，选定区带，初刮试刮，使痧象由隐而显，病灶既显，则病邪无所遁形，易于解症，此乃"辨证观"，"整体观"和"辨证观"正是中医的两大特点。"全息刮痧"融合此两大特点使"辨证施治"迅速一步到位。

辨证又以《内经》言之至精且详，《难经》、《中藏经》、《脉经》、《千金方》、《翼方》所述扁鹊、华佗诸法，亦皆明确适用。

《内经》三诊之文全在，《难经》以下，择其切要，能补《内经》未备者收之。至于伤寒、温病之舌法，陶节庵、叶天士两家为最著，以其所言，皆其所亲见而施验也。

故本章辑历代经典文献，择其辨证法门，旁通一贯，共计八诊为：

（1）整体诊；（2）头面诊；（3）五官诊；（4）经脉诊；（5）经筋诊；（6）经穴诊；（7）气血诊；（8）痧象诊。

每一诊法皆列有捷要以供全息刮痧辨证之用。

"望、闻、问、切"是收集病理信息的手段，"表里、虚实、寒热"是思维的深刻分析过程，"阴阳"则是总纲，所谓"四诊八纲"；而全息刮痧在辨证上是"四诊合参"，在技术上则是采取"诊断解症"，同步到位。

而四诊之中又以脉诊最为巧妙，自古以来，切脉，辨证，立方，为医家之三要。

脉诊分明，自能辨证，用药则不难矣。

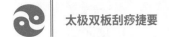

一、诊脉之法

诊脉三法为遍诊法、三部法和寸口法。

（一）遍诊法

见于《素问·三部九候论》，将人体分为上、中、下部（图2-1-1），每部配天、地、人三部，今已少用。

（二）三部诊法

见于张仲景《伤寒论》。

人迎候胃气，诊颈侧动脉；寸口候肺气，诊桡动脉；趺阳候胃气，诊足背动脉，或加太溪候肾气，诊足太阴脾。

（三）寸口诊法

始于《内经》，发扬于《难经》，推广于王叔和《脉经》。

后世临床沿用，仅于危急或双手无脉时方诊人迎、趺阳、太溪，以定胃肾是否已绝。

先分寸关尺三部：以关部为中心，关至鱼际为寸部脉，关至尺为尺部脉；故诊时先下中指定关位，再下食指及四指定尺寸位。

关前寸脉属阳，关后尺脉属阴，其脏腑之配位如下（图2-1-2）：右/寸候肺胸中，关候脾与胃，尺候肾小腹；左/寸候心膻中，关候肝胆膈，尺候肾小腹。

病剧危甚时，不分寸关尺，只分浮中沉。

左诊心肝肾，右诊肺脾兼命门，以候其生存之根气，此法亦用于老弱久病、产后、大虚之人，不可不知。

二、诊脉步骤

（一）时辰

《素问·脉要精微论》："诊法常以平旦"。

《灵枢·营卫生会篇》："平旦阴静而阳受气"。

因平旦之时，阴阳交替，病征变化小，病势未显露，且病人尚未进食，气血经络正常，易于鉴别脉象。

汪机曰："若遇有病则随时可以诊"。

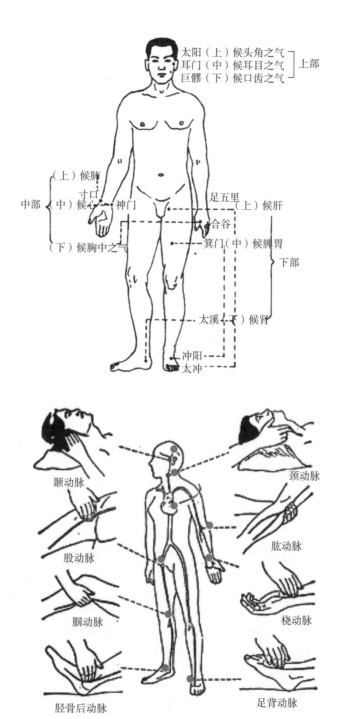

图 2-1-1　古代三部九候与现代诊脉图

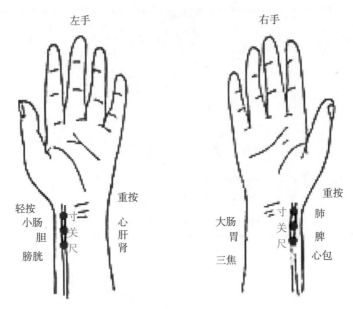

图 2-1-2　诊脉图

（二）平臂

何以须平臂？

《医存》云："若侧卧，臂受压，则脉不流行；若覆手，则腕扭而脉不利；若低其手，则血下注，而脉滞；若举其手，则气上窜而脉驰；若身覆，则气压，而脉困；若身动，则气扰而脉忙。"故寸口诊脉平臂为佳。

（三）布指

1. 下指　先以中指端按高骨内侧（桡骨茎突）关脉部位，再以食指放于中指之前寸脉上，后以无名指放于中指后之尺脉部位上，若病者臂长，则布指稍疏；臂短则布指稍密，以适中为佳。

2. 诊脉　确定部位后，以三指平均之力，同按三部诊三脉象，此为总按法。

亦可其中一指单按一脉，如诊寸则略提中食二指，此为单按法。

三部之中，若某部有独异之象，则须仔细推寻，以比较何以不同。

周学海《疑义简摩》引用卢之颐《学古诊则》谓："人之三指，参差不齐，必使节节相对，方可按诊。但三指端之皮肉，食指最灵，中指最厚，无名指更厚木，故必用指端棱起如线者，名曰指目，以按脉之脊，盖脉必有脊。"

（四）平息

古人以一呼一吸为一"息"，以一"息"去"数"脉的次数（至）为"平息"；今人以秒计，古人"平"就是心平气和。

《素问脉要精微论》云："持脉有道虚静为宝。"

（五）指法

滑寿《诊家枢要》云：持脉之道"举按寻"，轻手循之为举，重手取之为按，不轻不重委曲求之为寻。

先轻力浮取，次重力沉取，最后不轻不重，时按时举，脉象乃寻得。并应于血肉之间，所谓"阴阳相适冲和之应也"。

（六）五十动

《灵枢·根结篇》云："持其寸口，数其至也，五十动而不代者。"

五脏皆受气，此古人候脉之常法，亦可延至第二个或第三个五十动，一般大约 5～10 分钟，以示诊脉之慎重。

三、脉理机制

（一）机制概述

"脉诊"乃医者以指切按病人之脉搏，知其气血之盛衰，机体之强弱，脏腑之虚实，并感触其脉型、脉势，以判断其病态，从而"望闻问切"、"四诊合参"，以提供医者治病之方案，亦即《素问·方盛衰论》所言："诊合微之事追阴阳之度，彰五中之情，其中之论，取虚实之要，定五度之事。"又，周学海云："有是病即有是脉，脉在病后也，若夫病证未形，血气先乱，则脉在病先，诊脉可以预知将来之必患某病也。"

故"脉诊"乃诊"病"之一种方式，脉证有与病相应，亦有不相应者。

故又有"含证从脉"或"舍脉从证"之说。

《素问·宣明论》云"心主脉"，《脉要精微论》又云："夫脉者血之府也，长则气治，短则气病，数则烦心，大则病进。"

心主血，脉行血，布行水壳精气，流动经络，灌溉脏腑，游注四肢百骸，故脏腑有病，脉先感受，病未显露，脉先变化，可见心与脉乃息息相关。而正常之脉在安静状态下，脉位适中，脉律规则，脉率正常，脉搏起伏，和缓有力，节律均匀，不沉不浮，不快不慢，一息四至，代表心搏节律规整，血管弹性佳，管内膜壁柔滑，血液成分正常，血液流变亦畅通无碍。

故"病"，是生理的失衡，医者当明其正常之生理，则可明其失衡之病理。

以现代生理说明之，心脏如一唧筒，泵血外出入脉，循环全身周息，并供给全身器官所需，右心室泵血进肺循环是谓"小循环"，左心室泵血进体循环是谓"大循环"，当左心室将血液泵入主动脉时，即产生一次的脉搏，此脉动波比血流速度要快，每秒可推进九公尺，此波动离心愈来愈弱，抵达微血管渐渐消失，如此一来，脉搏有如波浪，称之为脉搏波。脉搏波动在动脉管系统中之任何一处均可触及，管壁扩张有力，回缩则趋缓，到达毛细血管中，流床忽然变宽，脉波骤然消失，但若小动脉扩大，脉搏有可能传至毛细血管之脉，古脉书所记载之"浮沉迟数"脉象，均一一呈现。血液循环甚速，一血滴起初之动，经肺循环至体循环，回归原处仅需23秒，一般心跳27次血液即可循环一周，但影响心跳速率之因素甚多。《灵枢·脉度》云："气之不得无行，也如水之流，如日月之不休……莫知无纪，终而复始，其流溢之气，内灌脏腑，外濡腠理。""内灌脏腑"为肺循环，"外濡腠理"为体循环，故"如环无端，终而复始"。脉搏受心肌特性、心跳频率、血管弹性、管壁厚薄、血液成分、流动速度、神经传导、内分泌激素等因素影响，若上述之各项有病变则产生病脉。另外，脏腑之间相通互联，不可分割，所以他脏他腑亦可从心之脉搏测窥而知，此为脉诊之基本生理大要。

将任何一手之三根指头（食指、中指及无名指）放在患者手腕桡动脉处，施以不同程度的压力，并用手指头去感觉血管的反应状态。

先将指头重力压下使血流几乎不通时称为"按"（沉取），再将手指头逐渐放松至对血管几乎没有压迫，好像放在皮肤上称为"举"（浮取），最后将手指头在举、按之间去感觉最明显脉动的特性则称为"寻"（中取）。中医把脉最困难的地方在于医师所施的压力大小无法定量，而手指头下的感觉也难以客观记录。

西医利用脉压带来施以压力，并以压力（mmHg）来表现血管的反应状态，而中医则以医师的手指头来施压，并以手指头的感觉来描述血管的反应状态。

收缩压的脉波图定义为"沉取的脉"，舒张压的脉波图定义为"浮取的脉"，而将平均压的脉波图定义为"中取的脉"。

我们发现正常人的脉波以中取（平均压）的脉波为最高，沉取（收缩压）与浮取（舒张压）的脉波比中取的脉波低（约为一半），但两者高度非常接近。

当有外感时则出现浮取的脉波高度明显高于沉取的脉波，此与中医对浮脉的定义"举之（即浮取）有余，按之（即沉取）稍减"不谋而合。

我们利用计算机计算出"浮取、中取、沉取"各脉波图的U角（上升支角度）、P角（上升支与下降支的夹角）、UPT（脉波开始上升至顶点的时间）、PPT（上升支转折点与下降支转折点之间的时间）、波高（H），并由图形判断重搏波（D波）的有无，可以客观地判断脉波的迟/数、浮/沉、滑/涩及虚/实。我们认为计算机心脉仪将有助于中医脉波诊断的科学定量化发展。

（二）脉象的病理概念

1. 浮脉

"轻取即得，重按稍弱。"

体表血管舒张，血液增多，血管阻力降低，因风寒而发热，病原感染初期。

2. 沉脉

"轻取不应重按始得"。

心血输出量少，体表血管收缩，主里证。

3. 迟脉

"一息三至，脉来去极慢。"主寒证。

心肌自律性传导转弱，窦性心动过缓，完全性房室传导阻滞，甲状腺素、肾上腺素水平降低，副交感神经兴奋性升高。

4. 数脉

"一息五至七至。"主热证。

心肌自律性提高，甲状腺素、肾上腺素水平增加，交感神经兴奋性升高。

5. 虚脉

"浮大而软，沉中浮三部均无力。"主虚证。

脉来有势无形，只见脉动，而空虚无形。模型为扇子扇出来的风。

交感神经兴奋性降低，心肌收缩力减弱，血容量减少。

6. 实脉

"浮中沉三部举按均力，脉大且长。"主实证。

交感神经兴奋性升高，甲状腺素、肾上腺素、胰高血糖素水平升高。

7. 滑脉

"往来流利，应指圆滑，如珠走盘。"主痰、食积、实热、胎妊。

脉体圆润柔软而有凸感。其指感模型为珍珠奶茶中的珍珠。主痰。

心血功能俱佳，内膜壁柔滑，外周阻力正常或降低，血液黏度降低，血流加快、血管舒张加快，脉搏亦加快。妇女怀孕，血容量增加，血黏度降低，子宫和胎盘之后动脉与静脉间形成短路，造成外周血管阻力降低，因此血流加速，脉象滑利。

8. 涩脉

往来艰涩，迟滞不畅。主血少伤精，气滞血瘀。

脉应指如刀刮竹。言势不言形。

高血脂，严重脱水，血液黏稠。

9. 长脉

脉来甚长，直上直下。主有余之证。

心输出量增加。

10. 短脉

首尾俱短，中间突起，不能满部。主阳衰，气血衰损。

主动脉瓣狭窄，汗出脱水，血容量降低。

11. 洪脉

脉形粗大，来盛去衰，脉阔波动大。主阳热亢盛。

脉来盛去衰，即来时急促，去时略有倦怠，如波涛拍岸，言势不言形。

脉压升高，外周血管阻力降低，血流加速循环，动力亢进，脉有力，来盛去衰。

12. 微脉

极细极软，按之欲绝，若有若无，似绝非绝。主气血俱虚。

大量失血或失液，血流量降低，脉极细极弱，按之模糊不清。

13. 紧脉

脉来绷紧，往来有力，搏动甚大。主寒痛。

血管紧张，血容量加大，心血搏出加大，脉搏劲急，绷紧有力，端直而长。

14. 缓脉

一息四至，来去怠缓。主湿证。

心功能正常，血管弹性佳，毛细血管通透性提升，湿证之脉。

脉体柔软而略带弹性，与快慢无关。其指感模型为温热的馒头。标准缓脉主有胃气，缓弦、缓紧等之缓，才主湿邪。

15. 弦脉

端直而长，如按琴弦。主肝病诸疝。

脉体形状有如较松的琴弦，硬而有弹性。模型为琴弦。

动脉硬化，压力升高，外周血管阻力升高，血管紧张度高。原发性高血压，动脉硬化，慢性支气管发炎。

16. 芤脉

浮大，中空如按葱管。主伤阴失血。

脉体形状有如软泥，手指按之则指下凹无，而手指两侧凸起。模型为有凹陷的软泥。

动脉硬化，大量出血，血容量降低，或吐或腹泻。

17. 革脉

浮而搏指，中空外坚。主亡血，失精，流产，崩漏。

出血量大，同革脉，然失血量较少些。

18. 牢脉

沉按实大，弦长。主阴寒，主内实。

动脉硬化，体表血流量少，体内脏腑血量相对增加，动脉硬化造成高血压。

19. 濡脉

虚弱而浮细，重按不足。主虚证、湿证。

脉体形状凹陷不平，有如被蚕食的多孔桑叶。模型为有多孔的树叶。

肠胃型感冒或急性肠胃炎，造成吐泄而脱水。

20. 弱脉

虚弱沉细，按之则得，举之则无。主气血不足。

心功能衰竭，搏出量降低，血管内压降低，收缩直径变小，脉搏无力。心源性休克，心力衰竭，或慢性消耗造成全身无力衰竭。

21. 散脉

涣而不收，举之浮散而不聚，按之则无，漫无根蒂。主气阴两虚。

指下如按细沙，软而稍有凹凸不平。指感模型为手按细沙。

元气散乱，心功能血管紧张度降低。

22. 细脉

脉细如线，应指显然，沉取仍然不绝。主湿气下注，诸虚劳损。

心搏出量降低，血量减少，输血量不足，血管收缩，故脉细。

23. 伏脉

脉位深伏，贴近筋骨，重按始得，甚则伏而不见。主邪闭、厥证、冷痛。

血容量、静脉压降低，心血输出量减少，心肌缺氧，吐血或失血过多，或心源性休克，肺炎中毒型，或暴发型流行性脑炎。

24. 动脉

脉形如豆，厥厥动摇，滑数有力。主痛泄泻、抽筋。

心搏突升，血黏滞度降低，外围血管舒张，外周血管阻力降低，崩中虚劳。

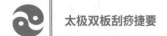

25. 促脉

脉来急数，而时一止，止无定数。

交感神经突然兴奋，感染性或中毒性心肌病变。

26. 结脉

脉来缓慢，而时一止，止无定数。主阴盛气结，寒痰瘀血。

迷走神经兴奋性增高，血钾降低，窦性心律不整，房室传导阻滞。常见于心脏病，老年人瘀血，吐泄过度。

27. 代脉

脉来动而中止，不能自还，良久复动。

元阳不足，腹痛，脏气衰微，胎元虚弱。常见于器质性、功能性心脏病。

28. 疾脉

脉来急疾，一息七八至。主阳极阴竭，元气将脱。

交界性心动过速，甲亢性心肌炎，心包炎，甲亢冠状动脉硬化，心脏病。

第二节　八诊之术

一、整体诊

"形肉血气必相称也，是谓平人。"而"四诊以望居首、以切居末者，医师临诊之次第，非法之有轻重缓急也。""望其形质，望其动态，望其神色。"

阳主动，阴主静。骨肉架构为其静态，行立坐卧为其动态。

观骨之大小知肾气之强弱，肉之弹性知胃气之虚实。按第二掌骨侧合谷穴之软坚可测人之元气（图 2-2-1）。

第二掌骨节肢的近心端是"足穴"，远心端是"头穴"。

第二掌骨侧的穴位分布，如人体之缩影。

头穴、肺穴两穴连线后分为三等份，从头穴端算起，中间两点依次为颈穴、上肢穴。

肺穴与胃穴连线的中点为肝穴。

将胃穴与足穴的连线分为六等份，从胃穴端算起，五个点依次是十二指肠穴、肾穴、腰穴、下腹穴、腿穴。

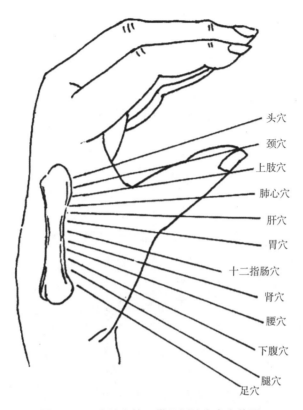

头穴
颈穴
上肢穴
肺心穴
肝穴
胃穴
十二指肠穴
肾穴
腰穴
下腹穴
腿穴
足穴

图 2-2-1　合谷穴第二掌骨侧诊全息穴位图

以下为诸穴区之脏腑对应：

头穴：对应头、眼、耳、鼻、口、牙；

颈穴：对应颈、甲状腺、咽、气管上段、食管上段；

上肢穴：对应肩、上肢、肘、手、腕、气管中段、食管中段；

肺心穴：对应肺、心、胸、乳腺、气管下段、支气管、食管下段、背；

肝穴：对应肝、胆；

胃穴：对应胃、脾、胰；

十二指肠穴：对应十二指肠、结肠右曲；

肾穴：对应肾、大肠、小肠；

腰穴：对应腰、脐周、大肠、小肠；

下腹穴：对应下腹、子宫、膀胱、直肠、阑尾、卵巢、睾丸、阴道、尿道、肛门、

骶；

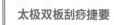

腿穴：对应腿、膝；

足穴：对应足、踝。

故欲探知生理病理之信息，皆可按"第二掌骨侧合谷穴全息穴"而得之。

另外，整体诊还可以参考尺肤全息图（图2-2-2），胸廓全息图（图2-2-3），足底全息图（图2-2-4），掌与身体对应穴位图（图2-2-5）。

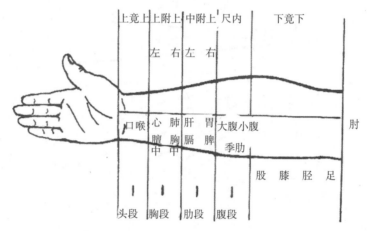

图 2-2-2　尺肤全息图

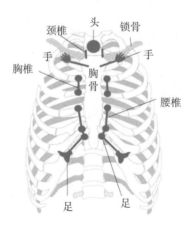

图 2-2-3　胸廓全息图

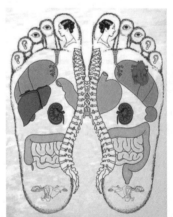

图 2-2-4　足底全息图

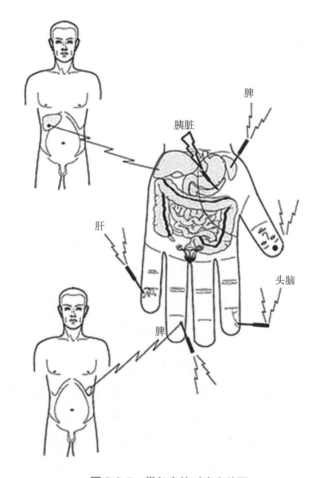

图 2-2-5　掌与身体对应穴位图

二、头面诊

"头乃诸阳之会"；"头乃三阳所总司，药分三面按经施。"头部全息图见图 2-2-6。

1.小孩头凹陷，脑髓不足；凸起，脑髓有病；头摇不止，乃风病。囟门不合，为天生禀弱。头型可辨先天之元神、体质之禀赋及脑、肾与气血之盛衰。

2."肾之华在发"，"血之荣以发"。发白，发掉，肾气衰，少年白发，老年黑发，则为天生或异禀，不可同论。

3."头乃诸阳之会"。任脉循面，而诸阳脉皆上会于头面，可于经脉经筋诊之部另详见之。

太极双板刮痧捷要

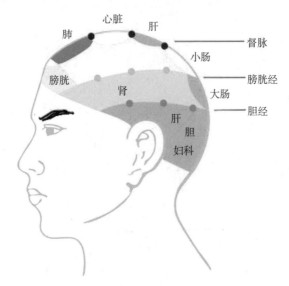

图 2-2-6　头部全息图

（一）面色诊

"观形以验温凉。平能合度。察色而瞻动静。法不离经。"

1. 面色之辨极为精微，又易混淆，故望面色，心首先要静，"望色常宜定静"。

2. 将面部各部分属脏腑：《灵枢·五阅五使及五色篇》。

3. 直观其全面常色："色以润泽为本，故凡欲知病色，必先知常色。"

经曰："木形之人青，土形之人黄，火形之人赤，金形之人白，水形之人黑。"（《灵枢五色篇》）

4. 观其病色，若有一异色，静静隐现或突然现于某部，则知其病在某脏腑（图2-2-7，图2-2-8）。

"青色属肝，风邪也，亦主脾寒。黄色属脾，湿气也，亦主食积。赤色属心，火热也，亦主假热。白色属肺，虚寒也，亦主血脱。黑色属肾，水气也，亦主肾虚。"（《医学见能》）

（二）头面外形之变

1. 面肿　阳水肿速，头面上肢先肿；阴水下肢腹部先肿。

2. 腮肿　腮喉部突肿，面赤兼耳聋，乃温毒之症。

3. 口眼歪斜　主中风，为中络脉之轻症，若半身不遂乃中风重症。

4. 喉及颈部肿痛　咽乃肺胃通路，诸经脉所络，病变以肺胃肾居多，《灵枢》曰："胃

66

中竭则咽路焦"，口中津液枯涸，为温热伤津。

《内经》将咽喉与津液相提并论，含肝、胆、脾、胃、肾诸经脉，包含全部消化系统。

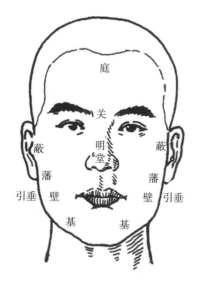

图 2-2-7　明堂藩蔽图

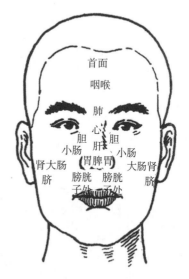

图 2-2-8　面部色诊分属部位图

三、五官诊

五官诊乃诊目、耳、鼻及牙龈等诸唇口舌齿部之病候。

（一）目

《灵枢·大惑论》："五脏六腑之精气皆上注于目而为精。"

1. 目神　眼有神，虽病易治；眼无神，病难治。

2. 目形　目形即眼的外形，胞睑微肿，状如卧蚕，是水肿初起；老年人下睑浮肿，多为肾气虚衰；目窝凹陷，是阴液耗损之征，或因精气衰竭所致；眼球空起而喘，为肺胀；眼突而颈肿则为瘿肿。

3. 目色　赤色病在心，白色在肺，黄色在脾，青色在肝，黑色在肾，乃目之五色主病。

4. 血络　目有血络皆属心，然又可分区据伤辨证之（图 2-2-9，图 2-2-10）。

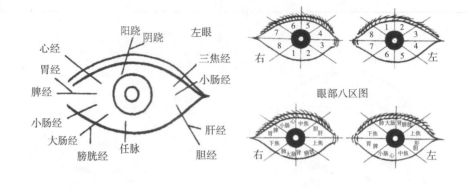

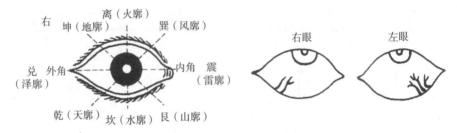

图 2-2-9 目诊脏腑全息图

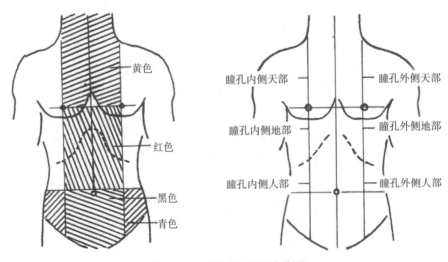

图 2-2-10 眼球颜色识病位图

（二）耳

《灵枢·脉度篇》曰："肾气通于耳，肾和则能通五音矣。"

耳属少阳胆经，又为宗脉所聚，与诸脏腑关系密切，耳针法乃全息之应用（图 2-2-11）。

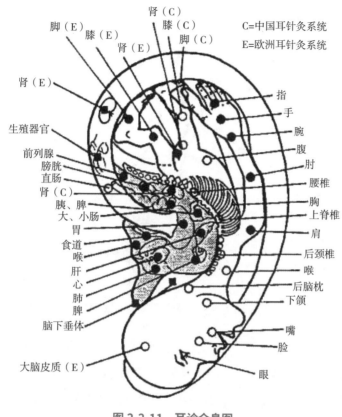

脚（E）　膝（E）　肾（C）　膝（C）

肾（E）　　脚（C）

C=中国耳针灸系统

E=欧洲耳针灸系统

肾（E）

生殖器官

前列腺

膀胱

直肠

肾（C）

胰、脾

大、小肠

胃

食道

喉

肝

心

肺

脾

脑下垂体

大脑皮质（E）

指

手

腕

腹

肘

腰椎

胸

上脊椎

肩

后颈椎

喉

后脑枕

下颌

嘴

脸

眼

图 2-2-11　耳诊全息图

1. 诊耳之外形　耳干肾气虚，耳厚形盛，耳薄形亏，耳肿邪实，耳瘦正气虚。

2. 诊耳色之变化　色枯槁者，凶；润泽者，吉。耳黑肾气竭，耳轮干枯肾阴液亏，全萎缩乃死证。

（三）鼻

《灵枢·五色篇》："五色决于明堂，明堂者鼻也。"（图 2-2-12）

1. 诊鼻之外形，鼻肿邪实，鼻柱塌梅毒，鼻崩眉毛掉乃麻风症。

2. 诊鼻之鼻色，色青腹中痛，色微黑有水气，色黄胸有寒，色白血亏。

3. 鼻涕浊，外受风热。清涕外感风寒，鼻涕久流并有腥臭乃鼻渊。

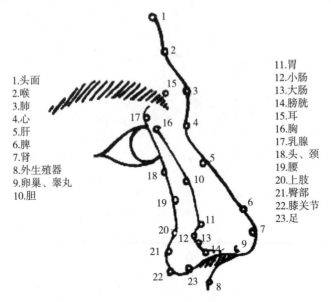

1.头面
2.喉
3.肺
4.心
5.肝
6.脾
7.肾
8.外生殖器
9.卵巢、睾丸
10.胆

11.胃
12.小肠
13.大肠
14.膀胱
15.耳
16.胸
17.乳腺
18.头、颈
19.腰
20.上肢
21.臀部
22.膝关节
23.足

图 2-2-12 鼻诊脏腑全息图

（四）口唇（图 2-2-13）

1. 形诊 口开不闭，病虚。口歪风邪，撮口色青，抽搐不止为肝风。

2. 色诊 口唇以鲜润而红为正常，青主痛，白血亏，黄脾虚，环口黑色肾绝，淡红虚寒。干焦热伤津，青黑冷极。

翻起上唇唇内有上唇系带，上有小白点可诊患者有痔疮。

（五）舌

"舌乃心之苗脾之外候"，"心脉连舌本，肾之脉挟舌本，肝之脉络于舌本，脾之脉连舌本，散舌本。"

1. 基本诊

（1）舌色：正常为淡红，不深不浅乃血色透过半透明舌黏膜面呈现，不正常为淡白色之白舌，红舌暗红之绛舌，中带青蓝之青紫舌。

（2）舌质：观舌质之神，舌质之形态，舌面之变化（图 2-2-14）。

2. 病态诊（图 2-2-15）

（1）舌之神：荣者津足，枯者津乏，津者口水也。舌质坚硬苍老，无论苔色黄、灰、白、黑皆为实证；舌质浮胖嫩娇，不论苔色皆属虚证。

（2）舌之态：肿胀，痿软，瘦小，坚硬，偏斜，颤动，伸缩，皆为病态。

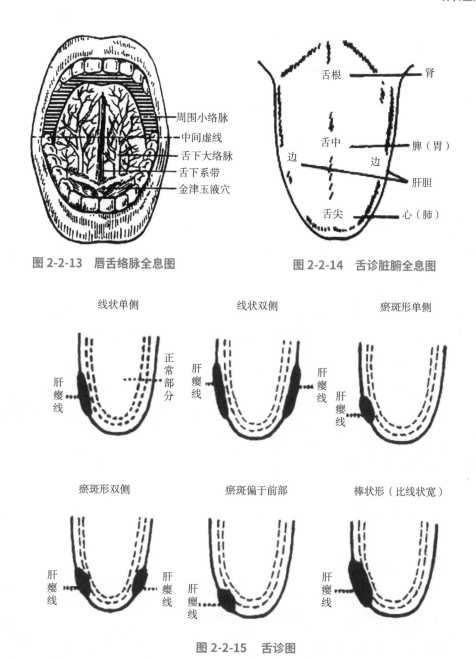

图 2-2-13 唇舌络脉全息图

图 2-2-14 舌诊脏腑全息图

图 2-2-15 舌诊图

（3）舌之苔：淡白舌，阳虚寒湿。红绛舌，温热初起，营血有热。青紫舌，寒证热证皆有，常见瘀血及酒毒伤及肝脉。

"至于伤寒、温病之舌法，陶节庵、叶天士两家为最著，以其所言，皆其所亲见而施验也。"

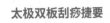

（六）齿及龈部

"肾主骨"，"齿乃骨之余"，"阳明脉络于齿龈"与肾及肠胃消化有关。

1. 牙龈：色白，血虚；出血不痛，肾火上炎；肿痛，出血有痛，胃火盛；烂掉脱落，肾气衰，牙疳证。

2. 齿牙光燥如石，阳明热盛，如枯骨，热盛伤肾阴。

3. 咬牙切齿，热充络，肝风内动。小儿梦中咬牙有积滞。

四、经脉诊

《扁鹊心书》曰："学医不知经络，开口动手便错。盖经络不明，无以识病证之根源，究阴阳之传变。"

《素问》曰："夫邪之客于形也，必先舍于皮毛，留而不去，入舍于孙脉，留而不去，入舍于络脉，留而不去，入舍于经脉，内连五藏，散于肠胃，阴阳俱感，五藏乃伤。"

（一）手太阴肺经病证

肺主气，司呼吸、连喉系，属于太阴经，多气多血，每日寅时周身气血仅注于肺。

病证表现：肺胀、咳喘、胸部满闷；缺盆中痛；肩背痛，或肩背寒，少气，洒淅寒热，自汗出，臑或臂内前廉痛，常中热，小便频数或色变等。

（二）手阳明大肠经病证

大肠禀燥化之气，主津液所生的疾病，属手阳明经，每日卯时周身气血俱注入大肠。

病证表现：齿痛、颈肿；咽喉肿痛，鼻衄，目黄口干；肩臂前侧疼痛；拇、食指疼痛，活动障碍。

（三）足阳明胃经病证

脾与胃相连，以脏腑而言，均属土；以表里而言，脾阴而胃阳；以运化而言，脾主运而胃主化。足阳明胃经多气血，每日辰时周身气血俱注于胃。

病证表现：壮热、汗出、头痛、颈肿、咽喉肿痛、齿痛，或口角歪斜，鼻流浊涕；或鼻衄；惊惕狂躁；或消谷善饥，脘腹胀满；或膝腹肿痛，胸乳部、腹股部、下肢外侧、足背、足中趾等多处疼痛，足中趾活动受限。

（四）足太阴脾经病证

脾为胃行其津液，为十二经脉的根本，属足太阴经，主血少气旺，每日巳时周身气血注于脾。

病证表现：舌本强，食则呕，胃脘痛，腹胀善噫，得后与气则快然如衰，身体皆重。舌本痛，体不能动摇，食不下，烦心，心下急痛，溏泄、瘕瘕、泄、水闭、黄疸，不能卧，股膝内肿厥，足大趾不用。

（五）手少阴心经病证

手少阴心经少血多气，十二经之气皆感而应心，十二经之精皆贡而养心，故为生之本，神之居，血之主，脉之宗。每日午时周身气血仅注于心。

病证表现：心胸烦闷疼痛、咽干、渴而欲饮、目黄、胁痛、臑臂内侧后缘痛厥，掌中热。

（六）手太阳小肠经病证

小肠为受盛之官，化物所出，与心为表里，居太阳经，少气多血。每日未时周身气血俱注于小肠。

耳聋、目黄、咽痛；肩似拔、臑似折。颈项肩臑肘臂外后廉痛。

（七）足太阳膀胱经病证

膀胱为州都之官，藏津液，居太阳经，少气而多血。每日申时周身气血俱注于膀胱。

病证表现：发热，恶风寒，鼻塞流涕，头痛，项背强痛；目似脱，项如拔，腰似折，腘如结，腨如裂；癫痫、狂证、疟疾、痔疮；腰脊、腘窝、腓肠肌、足跟和小趾等处疼痛，活动障碍。

（八）足少阴肾经病证

肾脏藏精主水，属阳气初转、阳气乍生的少阴。足少阴肾经，多气而少血。每日酉时周身气血俱注于肾。

病证表现：面黑如漆柴，头晕目眩；气短喘促，咳嗽咯血；饥不欲食，心胸痛，腰脊下肢无力或痿厥，足下热痛；心烦、易惊、善恐、口热舌干，咽肿。

（九）手厥阴心包经病证

心包络为心之宫城，位居相火，代君行事，属于厥阴经，少气而多血。每日戌时周身气血俱注于心包络经。

病证表现：手心热，臂肘挛急，腋肿，甚则胸胁支满，心烦、心悸、心痛、喜笑不休，面赤目黄等。

（十）手少阳三焦经病证

三焦为人体水谷精微生化和水液代谢的通路，总司人体的气化，属手少阳经，少血多气。每日亥时周身气血俱注于三焦。

病证表现：耳聋，心胁痛，目锐眦痛，颊部耳后疼痛，咽喉肿痛，汗出，肩肘、前臂痛，小指、食指活动障碍。

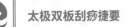
（十一）足少阳胆经病证

胆为中精之府，十一经皆取决于胆，属足少阳经，多气少血。每日子时周身气血俱注于胆。

病证表现：口苦、善太息，心胁痛不能转侧，甚则面微有尘，体无膏泽，足外反热。头痛颔痛，缺盆中肿痛，腋下肿，马刀侠瘿，汗出振寒为疟，胸、胁、肋髀、膝外至胫、绝骨外踝前及诸节皆痛，足小趾、次趾不用。

（十二）足厥阴肝经病证

肝主藏血，主疏泄，属足厥阴经，少气而多血。每日丑时周身气血俱注于肝。

病证表现：腰痛不可俯仰，面色晦暗，咽干，胸满、腹泻、呕吐、遗尿或癃闭，疝气或妇女少腹痛。

捷要

"一经之病有一经之治"

1. 脉部，问其脏腑之症候，归经后初刮辨证之。

2. 皮部，观其皮损之分布情况，测其皮肤之冷热燥湿，加以初刮辨证之。

3. 筋部，测其关节之动静，结聚之纠缠后初刮辨证之。

4. 夹脊刮，背俞刮。"经脉内属脏腑外络肢节"。

5. 保健刮，元气刮。"人之元气，伏于气血之中，周身流行昼夜无间，所谓脉也。"

6. 补泄刮。"十二经之脉，一有壅滞则病，太过、不及则病，外邪入经络亦病。"

7. 深浅刮。"有始在一经，久而传变，为症多端，其症各有经络。"

8. 经络刮，部位刮。"如一头疼也，而有左右之分，前后不同；一眼病也，而有大、小、黑珠、白珠、上下胞之异，当分经络而治。"

9. 经脉刮。"经络不分，至外邪入经络，而为传变之症，尤不可不分经络。"

五、经筋诊

十二经筋起于四肢，终于头身，乃十二经脉与筋肉组织的联系。"主束骨、利机关，系结肢节，为刚为墙，维络周身，内安脏腑。"

由于筋气行于躯体和四肢部之中浅层次，故病候多在肌肉系统，若某部受创或慢性劳损，其筋性组织会产生挤压、挛缩、积聚、粘连及瘢痕，导致筋路受阻、气血瘀滞，形成酸痛，筋肉纠结，导致活动受限或不佳。

（一）手太阴肺经筋

掣引、转筋、疼痛，重者可成息贲病，胁肋拘急、吐血。

（二）手太阳大肠经筋

掣引疼痛，耳鸣且痛，目闭良久才能视物，筋痿、颈肿等症。

（三）足阳明胃经筋

胫转筋，脚跳坚，卒口僻，急者目不合，熟则筋纵、目不开。颊筋有寒则急，引颊移口。

（四）足太阴脾经筋

阴器扭痛，上引脐、两胁，痛引膺中脊内痛。

（五）手少阴心经筋

胸内拘急，心下积块坚伏曰伏梁；上肢筋有病，肘部牵急屈伸不利。

（六）手少阳小肠经筋

掣引、转筋，舌卷。

（七）足太阳膀胱经筋

跟踵痛，腘挛脊反折肩不举，缺盆中扭痛。

（八）足少阴肾经筋

癫痫，手足抽搐，痉牵，强直，不能仰。

（九）手厥阴心包经筋

胸痛息贲。

（十）手少阳三焦经

舌卷缩。

（十一）足少阳胆经筋

膺、乳、胁部筋急，左头角受伤，右足不用，此乃维筋相交。

（十二）足厥阴肝经筋

阴器不用，阳痿，伤于寒则阴缩入，伤于热则纵挺不收。

捷要

1. 先问其所伤，探其筋结，转其关节，诊其功能是否受限。

2. 次依其病候归证于某一条经筋，此筋即为伤筋。

3. 在此伤筋路径上，做大面积平刮，刮痧后筋伤之处自会显现，再做小面积病灶之深刮或点刮。

4. 经筋之共同病候多为：牵引、拘挛、弛缓、转筋、强直和抽搐等。所谓"寒则反折筋急，热则筋弛纵不收"。

5. 寒证为肌肉缺氧，采用局部俞穴刮；热证为肌肉发炎，先以平刮稍泄阳邪为主。

六、经穴诊

《灵枢·九针十二原篇》："五脏有疾，当取之十二原。十二原者，五脏之所以禀三百六十五节之气味者也。五脏有疾，出于十二原。而原各有所出。明知其原，睹其应，知五脏之害矣。"

（一）十二原穴诊治

五脏六腑之疾，取各经原穴治之。人之元气发自脐间肾元，经三焦输布全身脏腑，流通于十二经脉，故原穴乃元气行止之处，可以补亦可以泄，乃双调之穴，极适合保健刮。

在每一经之原穴先施以按揉，以酸疼为佳，轻刮平刮为补，深刮点刮为泄。十二原穴：

肺经——太渊；大肠经——合谷（金）

胃经——冲阳；脾经——太白（土）

心经——神门；小肠经——腕骨（火）

膀胱经——京骨；肾经——太溪（水）

心包络——大陵；三焦经——阳池（相火）

胆经——丘墟；肝经——太冲（木）

> 阳明大肠合谷强　胃经疼痛取冲阳　太阳小肠原腕骨
> 膀胱原穴京骨上　三焦阳池胆丘墟　肺觅太渊脾太白
> 心包疾发大陵治　肝原太冲按摩良　少阳心经神门在
> 肾寻太溪是良方　督脉无原求百会　任脉膻中乳中央

（二）十二原穴证候

1. 肺经太渊

太渊穴位于腕掌侧横纹桡侧，桡动脉搏动处（图 2-2-16）。此处有桡动、静脉，分布着前臂外侧皮神经和桡神经浅支。

主治：咳嗽，气喘，咳血，咽喉肿痛，胸痛，心悸，腕臂痛。现多用于治疗感冒咳嗽、支气管炎、百日咳、肺结核、心绞痛、肋间神经痛、无脉症、腕关节疼痛及周围软组织疾患等。

2. 大肠合谷

合谷穴在手背，第一、二掌骨间，第二掌骨桡侧的中点处（图 2-2-17）。此穴有手背静脉网。分布着桡神经浅支。

主治：头痛，颈项痛，目赤肿痛，鼻衄，鼻塞，鼻渊，齿痛，耳聋，面肿，咽喉肿痛，疟腮，牙关紧闭，口眼歪斜，热病无汗，多汗，腹痛，痢疾，便秘，闭经，滞产，小儿惊风，上肢疼痛，痿痹。

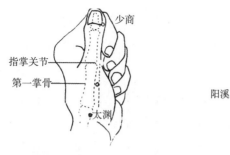

图 2-2-16　太渊

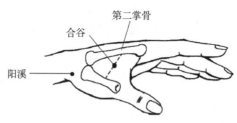

图 2-2-17　合谷

3. 胃经冲阳

冲阳穴在足背最高处，在姆长伸肌腱与趾长伸肌腱之间，足背动脉搏动处（图 2-2-18）。有足背动、静脉及足背静脉网。分布着腓浅神经的足背内侧皮神经，深层为腓深神经。

主治：上齿痛，足背红肿，口眼歪斜，足痿。多用于齿龈炎、癫痫、脉管炎等。

4. 脾经太白

太白穴在足内侧缘，当足大趾本节（第一跖趾关节）后下方赤白肉际凹陷处（图2-2-19）。此穴分布有足背静脉网、足底内侧动脉及跗内侧动脉的分支，还有隐神经与腓浅神经的分支。

主治：胃痛，腹胀，便秘，痢疾，吐泻，肠鸣，身重，脚气。现多用于急、慢性胃炎，急性胃肠炎，神经性呕吐，消化不良，胃痉挛等。

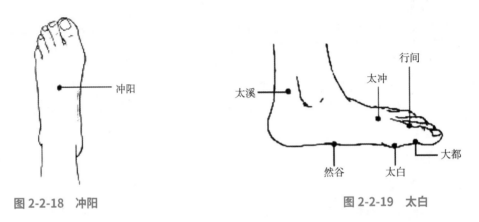

图 2-2-18　冲阳　　　　　　　　　　图 2-2-19　太白

5. 心经神门

神门穴在腕部，腕掌侧横纹尺侧端，尺侧腕屈肌腱的桡侧凹陷处（图2-2-20）。此穴血管、神经分布同灵道。

主治：心痛，心烦，怔忡，惊悸，健忘，不寐，癫狂，痫症，痴呆，胁痛，掌中热，目黄。现多用于无脉症、神经衰弱、心绞痛、癔病、舌骨肌麻痹、产后失血、淋巴腺炎、扁桃体炎等。

6. 小肠腕骨

腕骨穴在手掌尺侧，当第五掌骨基底与钩骨之间的凹陷处，赤白肉际（图2-2-21）。腕骨穴分布有腕背侧动脉（尺动脉）、手背静脉网，还有尺神经手背支。

主治：热病无汗，头痛，项强，指挛腕痛，黄疸。现多用于口腔炎、糖尿病等。

7. 膀胱京骨

京骨穴在足外侧，第五跖骨粗隆下方，赤白肉际处（图2-2-22）。此穴血管、神经分布同金门。

主治：头痛，项强，腰腿痛，痫证。现多用于小儿惊风、神经性头痛等。

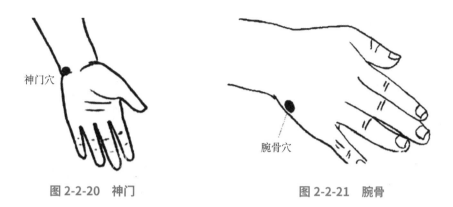

图 2-2-20　神门　　　　　　　　　　图 2-2-21　腕骨

8. 肾经太溪

太溪穴在足内侧，内踝后方，当内踝尖与跟腱之间的凹陷处（图 2-2-23）。此穴前方有胫后动、静脉。分布着小腿内侧皮神经，当胫神经经过处。

主治：咽喉干痛，齿痛，耳聋，耳鸣，头晕，咳血，气喘，消渴，月经不调，不寐，遗精，阳痿，小便频数，腰脊痛。现多用于支气管哮喘、肾炎、膀胱炎、慢性喉炎、神经衰弱、贫血、下肢瘫痪等。

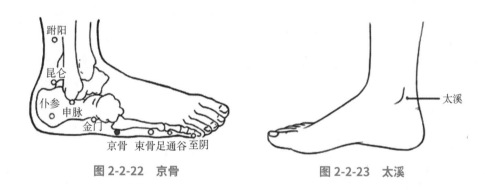

图 2-2-22　京骨　　　　　　　　　　图 2-2-23　太溪

9. 心包大陵

大陵穴在腕横纹的中点处，当掌长肌腱与桡侧腕屈肌腱之间（图 2-2-24）。此穴有腕掌侧动、静脉网，深层为正中神经本干。

主治：心痛，心悸，胃痛，呕吐，癫狂，痫症，胸闷，胁痛，惊悸，失眠，烦躁，口臭。现多用于心动过速、胃炎、扁桃体炎、精神分裂症、腕关节及周围软组织疾患等。

10. 三焦阳池

阳池穴在腕背横纹中，当指伸肌腱的尺侧缘凹陷处（图 2-2-25）。此穴有腕背静脉网、腕背动脉，还分布着尺神经手背支及前臂背侧皮神经末支。

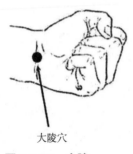

图 2-2-24　大陵

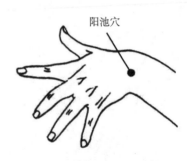

图 2-2-25　阳池

主治：肩臂痛，腕痛，疟疾，耳聋，消渴。现多用于腕关节炎、风湿热、糖尿病等。

11. 胆经丘墟

丘墟穴在足外踝的前下方，当趾长伸肌腱的外侧凹陷处（图 2-2-26）。此穴有外踝前动脉分支，还分布着足背中间皮神经分支及腓浅神经分支。

主治：颈项痛，腋下肿，胸胁痛，呕吐，嗳酸，下肢痿痹，外踝肿痛，疟疾。现多用于胆囊炎等。

12. 肝经太冲

太冲穴在足背侧，当第一跖骨间隙的后方凹陷处（图 2-2-27）。此穴有足背静脉网、第一跖骨背动脉，还分布着腓深神经的分支。

主治：头痛，眩晕，失眠，目赤肿痛，郁证，小儿惊风，口㖞，胁痛，崩漏，疝气，小便不利，癃证，内踝前缘痛。现多用于高血压、尿路感染、乳腺炎、精神分裂症等。

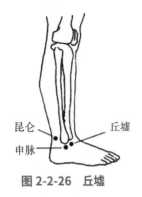

图 2-2-26　丘墟

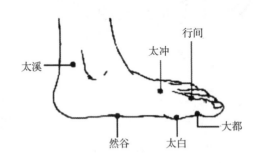

图 2-2-27　太冲

七、气血诊

"气乃血之帅,血乃气之母";故气乃勃勃之生机,血乃滋润之营养。

（一）气虚

此处之气是指人的活力反应状态。

气之病有气虚及气滞。气虚、气滞是活力不佳的反映。气虚是疲乏无力,气滞是精神不振、肝气郁结。

1. 肺气虚　呼吸短浅,不想说话或声音低沉,或伴有咳嗽或有痰咳不出。

2. 心气虚　心悸怔忡、心神不安,有时是营养缺乏,有时因循环不佳、心血不足。

3. 脾胃气虚　面色萎黄,四肢疲乏,精神不济,伴有脘腹闷痛、消化不良、腹泻,或中气下降甚至脱肛。

4. 肾气虚　脸色白灰,头晕目眩,耳聋耳鸣,腰酸背痛,小便浅长、失禁,遗尿,性功能衰退,亦即藏精、生髓、气化三大功能均降低。

（二）血虚

血乃营养之载体,血之病分为"血虚、血热、血瘀"。

1. 血虚　症见头晕眼花、心跳无力、舌白、脉细。或因失血过多、新血补充不足,或因脾胃失其运化,营养不足,或因瘀血不去,新血不来。"心主血肝藏血脾统血",故心血虚、心脾血虚及肝血虚。

2. 血热　因外感而体温升高,因出血而血热妄行,症见轻者心烦、口渴、舌红绛、脉数。重者神志昏迷。

3. 血瘀　跌打损伤、瘤疾出血后瘀血,气滞气虚、血热血寒皆可瘀血。常见于心血管疾病、脑血管病变、肝肿大或常见妇女月经病及异位妊娠。症见疼痛,肿块出血,面黑,舌紫黑,有瘀点,脉细涩,肌肤、腹壁无光泽。重者瘀血积肝腹,见蜘蛛样细纹或腹水,甚或神昏、谵语、发狂。

（三）气血同病

气血同病有气滞血瘀,气血俱虚和气随血脱。

1. 气滞血瘀　症见月经不顺、血中带块、经来腹痛、乳房胀痛,或跌打损伤、筋骨挫伤,或慢性溃疡、肝炎。

2. 气血俱虚　症见脸色苍白、指甲色淡、头昏心悸、气短无力,常见于贫血病人。

3. 气随血脱　症见面色突然发白、全身无力,出现芤脉、血压大降、冷汗出,甚至晕厥。

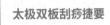

八、痧象诊

《痧胀玉衡》云："医家当识痧筋"，"放痧须放尽"；当"据症用治，立方制宜"，以便"按脉阅筋，详之有据"，"砭刺痧筋，紫黑毒血，据为实见"，是以刮痧可"随处救人，确有专验"，使不谙医理之众生，亦可观察痧象，对证自刮。

（一）痧象

1. 头面部痧象　多见于头痛、头胀、头昏、头麻，高血压或咽炎等疾病。

2. 肩颈项部痧象　应分经辨证之。此部位肌肉丰厚，以经筋病为多，如背部／督脉膀胱经／脊椎神经反射区。

3. 四肢部痧象　多出现在手三阴手臂内侧，手三阳手臂外侧，足三阳下肢腿部外侧，足三阴腿之内侧。皆分经而辨证之。

（二）痧色

黑色——寒证居多；

深红色——热证居多；

鲜红色——阳虚火旺；

紫色——湿疹；

淡青，发紫块——气虚血瘀；

青紫色——内寒甚重；

紫黑而暗——因血瘀而发寒；

紫红色——湿热浸润；

大面积黑紫——心血寒凝。

（三）痧体

1. 浅表片状痧——邪尚在表层。

2. 点痧——小点痧乃湿热寒湿浸润形成，易引起类风湿或关节炎。

3. 中点痧——乃病理前兆，大点痧则已成病灶之反应。

4. 水疱痧——风湿或类风湿已然形成。

（四）痧痛

1. 刮痧皆会痛，每人疼痛阈值各有不同。

2. 轻刮即痛，说明邪尚在表，泄其热即解。

3. 深刮始痛，出痧之痧色呈暗红色深紫色，痧体为聚痧，乃血行不畅，邪积较深久。

捷要

"痧筋有现，有微现，有乍隐乍现，有伏而不现。"

人体内毒素之堆积，乃病形成之远因，刮痧可使毒素流动至微循环系统之皮部，将其拦截刮出。

痧体、痧态、痧色及痧所分布之区域和部位，称之为"痧象"。

透过"痧象"可以协助我们标示病位，判断病因，掌握病性，调控病势，提高疗效，设计疗程，并达到预防未病之目的。

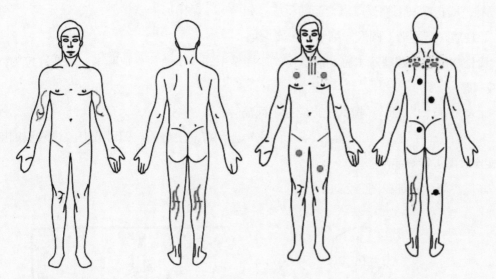

1. 先选定区域，分其部位，先做大面积刮痧，再做小面积刮痧或分经刮痧，"痧象"显现即可进行辨证。

2. 凡是红痧、平痧、散痧，均表明病程短，病情轻，预后佳；暗红痧、密集痧，说明病程较长，病情较重，治愈过程较漫长；黑痧、青黑痧、斑块、包块、条索、结节，说明病程长，病情重，预后差。

九、触技诊

《灵枢·外揣篇》："司外揣内"所谓"病藏于中，症行于外。"

《灵枢·水藏篇》："审、切、循、按，视其盛衰而调和。"

《灵枢·官能篇》："察其所痛、左右上下，知其寒温何经所在。"

1.全息刮痧之辨证，可谓无所不察，凡病人或将病未病者，皆有自觉症状，或称为主诉，如情志之喜、怒、忧、思、恐、惊、悲，脸色之变化，皮肤之冷热温凉燥湿，肌肉之酸痛胀麻痒，脏腑之咳、喘、心悸、胸闷、胃痛、肾病、尿疾等等，《内经》又言："得邪所在万刺不殆"，故触诊常用于刮痧中，特别是诊背俞夹脊穴诸穴或胸腹募穴之气结筋结。

2.先望其人体架构之全貌，其中又以脊柱督脉为主，判断是否有侧弯或损伤。

了解背部膀胱经与脏腑有关之穴道，共十二俞穴，"五脏六腑皆系于背"；胸腹部与五脏六腑有关之穴道，共十二募穴，"脏腑腹背，气血相通"。

3.接着观其面色，察其皮损，例如：痘、毛孔、粉刺、暗沉等，指探其皮下或筋膜层之筋结，即探触其阳性反应点：筋结反应，如棱形、条索形，属实证。

急性病，扁平形、圆形、细索形，属虚证。

慢性病问诊其酸痛麻木感。酸是缺氧，痛是不通，不通久矣则麻木，病变部位为气血津液问题。

《灵枢·背腧》曰："按其处，应在中而痛解"。

4.然后分部、选区，进行线、点、面之辨证刮痧，出痧后，即可依痧象诊对应的脏腑反映疾病再进行解症刮痧。

华陀夹脊穴辨证见图2-2-28：

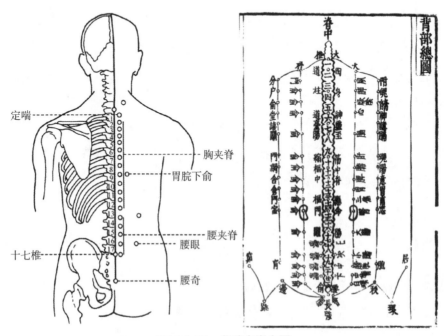

图 2-2-28　华陀夹脊穴图

心肺区（胸椎 1～5，6）痧象：对应精神系、呼吸系、循环系各症；

脾胃区（胸 8，9～11，12）痧象：对应消化系各症；

肝胆区（胸 5，6～8，9）痧象：对应消化系、运动系各症；

腰肾区（胸 12～腰 5）痧象：对应生殖系、内分泌系各症；

臀部骶椎区痧象：对应生殖系、运动系各症；

胸乳腹部痧象：分经而采用"诊募查俞"方法辨之。

● 本章小结 ●

　　"全息辨证"是一种涵盖面既广，精确度又很高的辨证诊病方法，可以很方便地融入中医经典中"四诊心法"的多种辨认方法。它高度集中并突出"局部中看全体"的辨证法则，亦即"一物一太极"的易医观点。其中经络诊和脉诊是比较特殊的，读者刮痧时可择而用之，必有奇功。

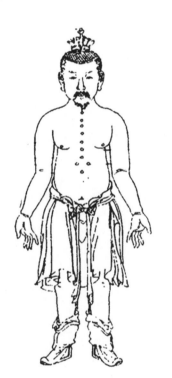

第三章 技术之部

第一节 概 述

双板太极刮痧法适用于一切"内治"之保健及"外治"之筋麻、筋疼、筋痹、筋伤、筋寒、筋结、筋痿等诸经筋病，而在经络美容方面，特别是颜面部之美容刮痧，极具实用性，手法柔韧鲜明，颇具特色。

本章之基本刮痧法和技巧刮痧法为基本功法，部位刮法为应用功法，"双板太极刮痧法"则为特殊刮痧法。

一、刮痧基本动作要求

1. 执板要稳　无论板形如何，入手要占板的三分之一，务必使执板稳稳在握，才不会刮到一半痧板掉落。

2. 力量均匀　刮时力度不轻不重，速度不快不慢，幅度适中，全程力量均匀。

3. 柔中带刚　指劲有力，但手腕灵活、肩膀放松，刮时带有弧度，柔中带刚，就可逐步加深，有补有泄。

4. 灵活运用　手带圆劲，由高而低，痧板渐渐接近皮肤，痧板接触力宜轻，出痧后再选定病灶加力加快。

5. 持久连贯　刮痧时施术者与受术者之间身形、姿势、动态、手部都能自然配合，灵活调控。

二、基本刮痧程序

1. 一次一症　少而精，不强出痧，亦不可痧上加痧。刮痧目的在于松开筋膜，切不做狠刮、铲刮，而一定要朝同单一方向刮去，不可来来回回地刮。

2. 通则刮痧　先阴后阳，自上而下，由内而外，先左后右，先轻后重。

3. 顺序刮痧　面部自下而上，头胸背及四肢各部自上而下，从内往外刮。后面从头开始沿项至肩背，下腰臀；前面自颈至胸腹，再刮上肢、下肢。

4. 脏腑刮痧　若某脏腑有症，则采用胸腹募穴、背俞穴对应刮，如胃病则腹取任脉，中脘穴，背为肝胆脾胃各腧穴。

第二节 基本刮痧 10 法

1. 点刮

以板厚边角，以点穴手法 90° 点按，逐渐加力，力经肩、肘、腋三部，力透腕部至手指，集中于穴道区，以耐受为度，有解痉、镇痛作用。

2. 面刮

在身体大面积部位做范围较大的刮拭，通常用于辨证刮，出痧后在颜色深部依瘀象做解症刮。

3. 边刮

最常用的刮法，将刮板两侧长条棱角边或厚边或薄边与身体皮肤面呈 45°，在大面积如背部、腹部或下肢部刮拭，但刮板形状不一，可灵活运用之。

4. 轻刮

补法，按力小，接触面大，速度较慢，疼痛感低，适用于老幼妇孺，体虚久病弱者。

5. 重刮

泻法，按压力大，接触面积小，速度较快，痛感高，适用于肌肉丰厚处、运动员或年轻力壮者、体质强者。

6. 快刮

每分钟至少 30 次，体质强者速度快，力重，速快；体质弱者力轻，速亦快。这种刮法舒适感较好，可调控，常用于明显之病灶，如背部、腰部、上下肢部。

7. 慢刮

每分钟亦至少 30 次，体质强者力重，速慢；体质弱者力轻，速亦慢。这种刮法痛感低，常用于明显之病灶及胸腹、背、下肢、内侧部。

8. 逆刮

从远心端向近心端刮拭，由下而上，动作轻柔和缓，多施于下肢浮肿处或下肢静脉曲张处，可使血液回流，消除水肿和疼痛。

9. 直线刮

取身体某一部，持板直线单方向刮拭，力稍按压，但要流畅，外施于身体经脉、穴区或平坦之部。

10. 弧线刮

持刮板方向采用弧线刮，多循肌肉走行或关节骨头部结构角度刮拭，如胸肋间隙、颈项两侧、各肩关节前后及膝关节周围。

第三节　技巧和刮法

1. 刮法

拇指及四指分握板之两侧，以板之厚边薄边或棱角从上而下、从内往外、单一方向刮拭皮肤；肩肘俱松，用腕力把握痧板，针对部位区、带刮拭。

2. 按法

握板之一端，吸定部位往下压，然后一压一放，力度温和，平补平泄，常用于脊柱旁之膀胱经调理腧穴。

3. 揉法

握板之一端，吸定部位，带动筋部皮下组织，做环状运动，力温和但有劲，平补平泄，以肩关节为支点，使臂腕之力，用于头则安神醒神，用于胸则宽胸理气，用于腹则健脾和胃，用于四肢则舒筋活络，止痛消肿。

4. 挑法

握板方式如同刮法，板角先 90°向下按压，然后以 45°往四面斜挑，以腕力下劲于板之一端，可分解粘连，解痉止痛，开穴消气破坚，常用于筋骨间下陷缝处，力可刺激，一挑即起。

5. 点法

握板于 2/3 处，紧握之，以板端垂直 60°～ 90°，如同指针般使臂腕之力点穴区或某一经穴，力可大可小，可深可浅，得气后，转似捻针，提气开穴，常用于开通重点穴位，舒筋活络，但遇高肿之局部，则应先于病灶周围，探穴消水气，再徐徐治之，不宜直入。

6. 敲法

握板方式同刮按揉法，垂直或斜面拍打，使臂腕之力，用力较强，可消除疲劳，提神振作，促进循环。

7. 擦法

握板方式同刮按揉法，臂腕温柔用力，用板侧或 1/3 板面与肌肤接触摩擦，可发汗解表，温经止痛，补肾壮阳。

8. 拍法

握板方式与按揉法同，以臂腕之力握板面做连续垂直拍打，力可稍大并集中于板端部，用于急性扭伤抽筋，腰肌慢性劳损，风湿，局部性麻痹或麻木复健，骨缝或骨部突起处宜避开。

第四节　刮痧部位

1. 头部刮　见图 3-4-1。

口诀：一点发光，两边旁分，前梳后理。

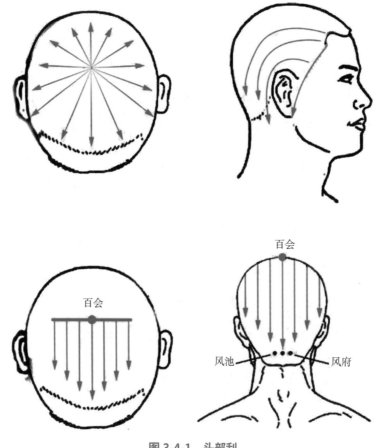

图 3-4-1　头部刮

2. 颜面刮　见图 3-4-2。

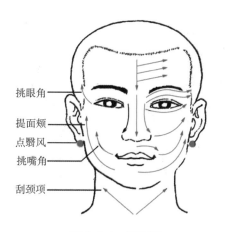

挑眼角

提面颊

点翳风

挑嘴角

刮颈项

图 3-4-2 颜面刮

3.肩颈项刮　见图 3-4-3。

口诀:肩二挂,颈三条,项四流。

4.腰背部刮　见图 3-4-4。

口诀:背五条,腰分流。

5.胸腹刮　见图 3-4-5。

口诀:胸六条,腹七条。

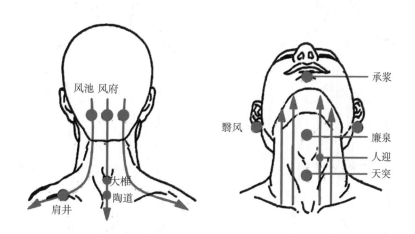

风池　风府

大椎
陶道

肩井

承浆

翳风

廉泉

人迎

天突

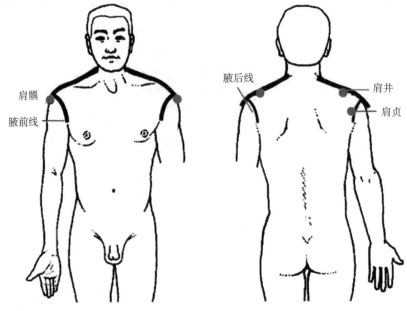

图 3-4-3　肩颈项刮

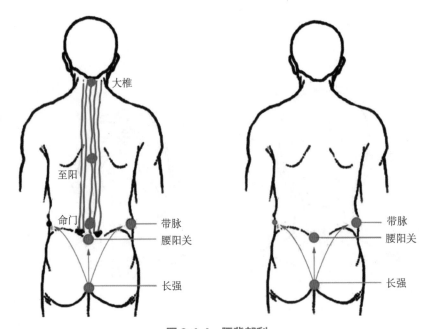

图 3-4-4　腰背部刮

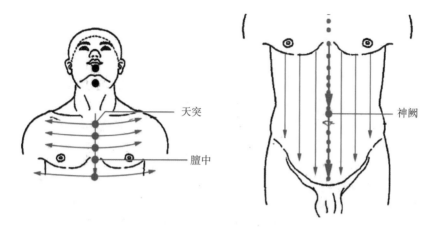

图 3-4-5　胸腹刮

6.上肢刮　见图 3-4-6。

口诀：手三阴，手三阳，通关节。

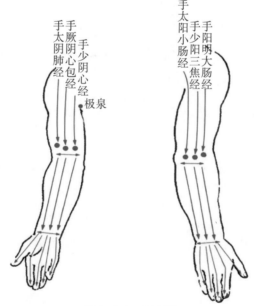

图 3-4-6　上肢刮

7.下肢刮　见图 3-4-7。

口诀：足三阴，足三阳，通关节。

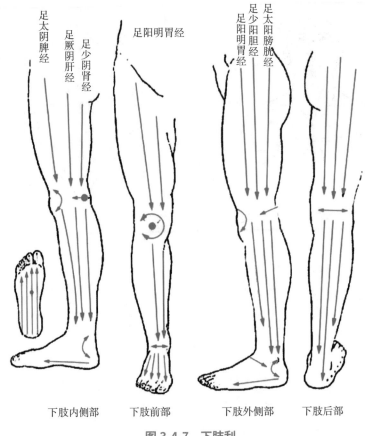

图 3-4-7　下肢刮

第五节　太极双板刮痧法

一、概述

《医宗金鉴》言："法之所施，使患者不知其苦，方称为手法也。"

双板太极刮痧法正是此法。

单手双板或双手双板（图 3-5-1）。

一为前导板，乃阴；一为作用板，乃阳。

阴者为静，为稳定力，支撑力；阳者为动，为移动力，作用力（图 3-5-2）。

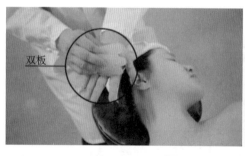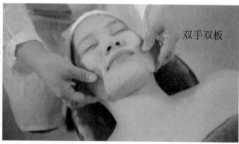

图 3-5-1　单手双板或双手双板

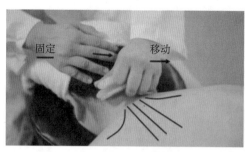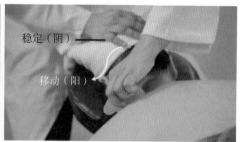

图 3-5-2　阴者为静，阳者为动

可视病灶之深浅而调控力道，以避免出力不当，过于深入，伤及正气。

支撑力大，作用力就大，双板调控得宜，符合太极"阴阳转化"相互协调之义。

双板刮痧具有以下优势：局部增温效果快、血液流量增快、疼痛感降低、方向稳定性高。所以除了主要的"解症保健"、"美颜美体"功能以外，其刮痧手法"可重可轻，可快可慢，可深可浅，可补可泄"，调控性甚佳，其并非是"强刮出痧"，而是"松其筋膜"，使人体筋膜所延伸包裹的全部"展态"，得到以下的功效：

①缓和关节疼痛，提升运动表现；②让精神安定，亦可提振精神；③改善淋巴循环，增强肌肉力量；④强化呼吸机能，强化关节活动；⑤提升肌肉弹性和柔软度；⑥对脸部肌肤有美容效果。

（一）辨三观

1. "全息辨证"　乃将眼所之观，映心之所想，证表之所象。

2. "手法四维"　探寻人体，触骨为硬，脂肪为软，肌肉有弹韧，软中带硬，阴中显阳，筋膜则可推移，仿佛皮囊含有薄水。

3. "络脉循环"　络脉行于全身之表，布于十二皮部，乃人体表里营卫交换之微循环系统，乃人体与天地之结界，至为重要（图 3-5-3）。

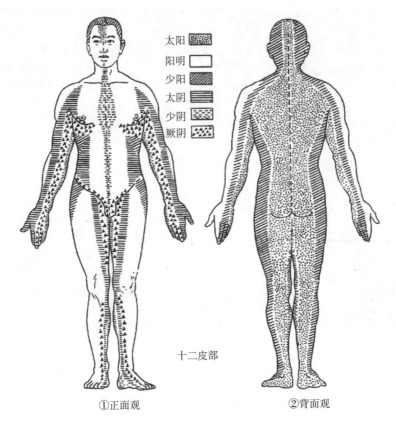

太阳　▨▨
阳明　□
少阳　▨▨
太阴　▤▤
少阴　▨▨
厥阴　▨▨

十二皮部

①正面观　　　　　②背面观

图 3-5-3　络脉循环

（二）分三部

分为天、地、人三部。

1. 地部　先下指沉力至骨上，是谓地部。

2. 天部　后退浮至皮下，是谓天部。

3. 人部　再中取骨上皮下，是谓人部。

以"浮中沉"、"天地人"三部辨邪之所在，邪指对人体之伤害，如：

"地部"骨有伤，接骨续骨等技法并不在此论，但若接骨后进行复健，则可牵引整复；若舒筋活络，痧若出，瘀血即化；若错筋或筋结，则先施以拿捏按摩，使筋结散开，错筋归正，后刮痧化瘀，畅通血脉。

"天部"皮有损，若为突发皮损，必先清创，其次修复；若为积渐之皮损，则可依全息反射区，皮肤辨色刮痧。

"人部"筋膜有伤,则治筋膜。凡伤筋而渐渐累积者,外皮必先粗,因为表皮常常摩擦所致;变厚,是因为组织已慢慢增生。粒状,表示已形成了粒状筋结;成条状,此时血管已有病变;块状,则纤维肌已形成凝块。冷,表示已诱发寒邪入侵,导致循环不良;热,表示热邪入侵,导致筋膜发炎。均可先施以敲打按压、拿捏、松筋之术,使筋膜重整张力,迫邪流溢至表,然后刮痧出之。

（三）调三力

三分力为"补";八分力为"泻";五分力为"平"。

"补"为轻刮,"泻"为重刮,深刮,"平补平泻"为稍痛之刮。

技术应用则为:"同身力"。

由于每人之体质不同,耐痛程度有差异,所以先三分力轻刮,再加力至五分,并以五分上下之力建立为此人之"同身力",如取穴之"同身寸"概念,再随症加力减力,又因施力速度之快慢,运板角度之平直、力度之轻重、长度之长短有所不同而进行调控,是为"解症纠偏"之力,正所谓"调整阴阳"。

二、双板刮痧法示范

（一）准备工具

双刮板、按摩油。刮痧板,要确定边缘光滑圆弧,避免增加多余的伤害。

两片刮板一为前导板（阴）,一为作用板（阳）,一静一动。

（二）熟记基本双板技法

1. 手执双板　板稳定,压住部分浮动之气结筋结。

2. 一板移动　凝聚力、弛张力直接作用在筋膜层。

3. 两板换势　小部位,集中火力,控制病势,消弭病灶。

4. 部位转移　大部位,阵地转移,再选定下一个病灶区。

5. 穴位按压　一板换角度可点穴,也可一板点穴,另一板压住经筋或刮拭筋膜。

6. 筋膜重整　总之架构双板,形成流畅力,以伸展纤维,松开筋膜,解除粘结,活血化瘀,缓解疼痛,增进淋巴循环,提高修复能力,改善肌肉和筋膜柔软度,恢复皮肤弹性;亦即重整"全息筋膜网",恢复正常张力。

（三）掌握几条重要的基础刮痧心法

1. 基本刮　掌握刮痧的基本功法,然后在人体的各部位上分别刮痧。

2. 辨证刮　在出痧后辨别痧象，辨别体质，辨别病证和辨别健康状况。

3. 症状刮　以解症为主，通常是一症一刮，以一次一症为主，也有多症一刮。

4. 经脉刮　在十二经脉的分布位置上带状长刮。

5. 穴道刮　在特定的穴位上点刮按刮。

6. 保健刮　在平常保养身体的强壮刮痧法和紧急状况时的急救刮痧法。

7. 美容刮　包含美颜和美体刮法，通常用于美容疗程设计中。

（四）施术重点

1. 注意力要放在手拿刮痧板摩擦皮肤的感受，摩擦放松的筋膜时感觉会相对滑顺，而紧绷的筋膜在刮痧板经过时会产生颗粒感。

2. 力道要轻，速度要慢，范围要广，中央、外缘、内缘都要记得刮到。如果患者觉得疼痛，把力道再放轻一点，由于重点并不在刮"痧"，而是在处理紧绷的筋膜，因此不是非得刮出颜色才代表成功。

3. 采用全息刮痧手法中的面刮法，并用两块刮痧板，一为前导板，一为作用板，同时于体表滑动，作用于皮下筋膜层。运用双刮板可在均衡的情况下作用于皮下组织同层，藉以稳定作用于皮下筋膜。

三、再次温习操作程序

（一）全息辨证

全息八诊或全景脉诊。

背部望诊：痘、毛孔、粉刺、暗沉等。

背部触诊：温度、触痛点、筋结反应、脊柱侧弯等。

（二）选定部位

掌握人体全身各部位，并确认刮拭作用在筋膜层。

（三）调好三力

选定三分力与作为施行的力道，来达到作用在筋膜层的目的，并依据"同身寸"概念。

第六节　太极双板刮痧要点与步骤

28 个执行要点和步骤：

1.执板；2.清板；3.净手；4.上油；5.姿势；6.沉肩；7.坠肘；8.悬腕；9.布指；10.指实；11.腋虚；12.带摆；13.体位；14.松筋；15.分部；16.选区；17.辨证；18.定位；19.平刮；20.浅刮；21.初刮；22.贰刮；23.叁刮；24.双板；25.部位；26.美颜；27.解症；28.保健

1. 执板

执恩师所示之玉板，称手方便，对女性而言，亦可破邪有力却又不失优雅（图3-6-1）。

2. 清板

使用前以清水净板。

3. 净手

双手亦净洁，以免手有杂尘与按摩油、乳液或其他霜体、膏体等混合。

4. 上油

按摩油或乳液皆为介质，先滴适量到手心，抹油于身体受刮部位。

5. 姿势

施术者与受术者之间的互动，一般而言受术者以坐式、卧式居多（图3-6-2）。

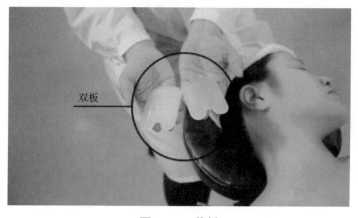

图 3-6-1　执板

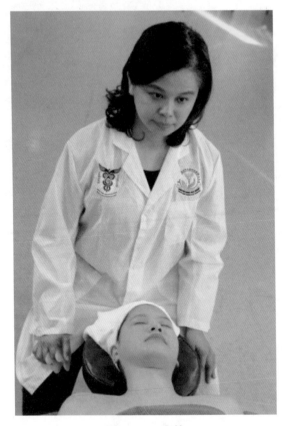

图 3-6-2　姿势

6. 沉肩

施术者放松肩膀。

7. 坠肘

肘关节放松。

8. 悬腕

腕关节保持灵活。

9. 布指

刮痧板要执板 2/3，施术者执板入手逐步操作熟练后随症加减自行调整。

10. 指实

执板要指力抓紧，以免刮到一半松手掉了痧板（图 3-6-3）。

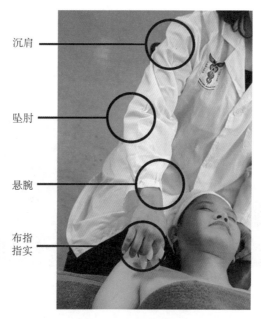

沉肩

坠肘

悬腕

布指
指实

图 3-6-3　施术者姿势

11. 腋虚

保持刮痧挥臂划肘的回旋空间。

12. 带摆

带些摆动大圈小圈均可调控之（图 3-6-4）。

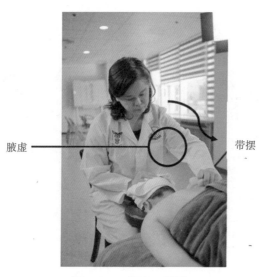

腋虚

带摆

图 3-6-4　腋虚、带摆

13. 体位

施术者可站、坐、立，受术者可站、坐、立、卧，双板面刮则宜采用正卧式脸朝上（图3-6-5）。

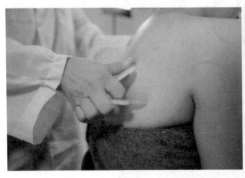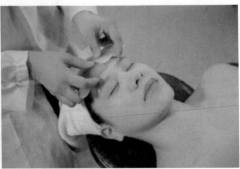

图 3-6-5　体位

14. 松筋

施术者施以松筋或按摩之术，以使受术者肌肉放松（图3-6-6）。

15. 分部

掌握人体各部位（图3-6-7）。

16. 选区

对受术者全面施以简明四诊，其中舌诊、色诊、脉诊或可先以穴位触诊代之。

17. 辨证

以"全息辨证法"综合判断之，此时对于病象心中已有一个大概认识。

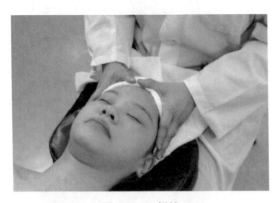

图 3-6-6　松筋

18. 定位

选定病灶区，每一部位可选定二至三区。

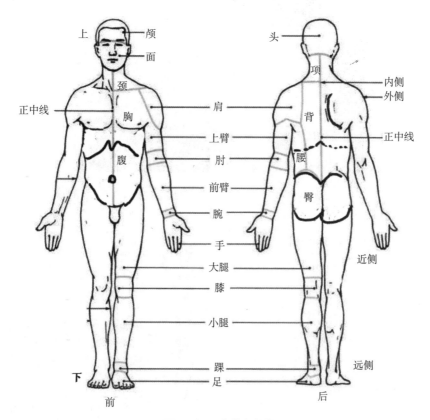

图 3-6-7　人体各分部

19. 平刮

力道要柔，速度要慢，范围要广。

20. 浅刮

先浅浅刮出一至三道瘀痕，可参考全息刮痧法七项基本刮法。

21. 初刮

三分力即可，病灶初痧，大致分红痧、黑痧、散痧、聚痧。

22. 贰刮

五分力即可。红痧乃热证，黑痧乃寒证，老痧会聚，新痧则散。

23. 叁刮

初刮及贰刮范围较大，叁刮则缩小病灶区，此时可稍加力加深（图3-6-8）。

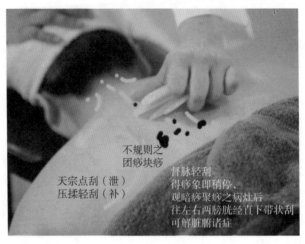

不规则之
团痧块痧

天宗点刮（泄）
压揉轻刮（补）

督脉轻刮
得痧象即稍停，
观暗痧聚痧之病灶后
往左右两膀胱经直下带状刮
可解脏腑诸症

图 3-6-8　叁刮

24. 双板

先练左手，再练右手，然后左右力量交替，仿佛翘翘板。

25. 部位

从头而项背，从肩背而及腰至臀，复前颈至胸到腹，接四肢关节到足底。

26. 美颜

点穴似蜻蜓点水，引流像清风拂面，修脸若沉鱼落雁，运板如蝴蝶双飞（图 3-6-9，图 3-6-10）。

美容刮分为颜面刮痧和美体刮痧，可参考第四章"临床之部"。

27. 解症

益气、温阳、活血、行气、化瘀、散结、舒筋、减痛八大项特殊刮法。

（可参考第五章"师承之部"张秀勤大师之"捷要"）

28. 保健

头面肩颈背腰臀，中府云门胸肋弓，上下两腹兼少腹，肢节足底关关通（图 3-6-11）。

（可参考第四章"临床之部"保健刮）

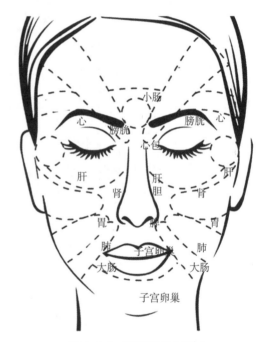

图 3-6-9　颜面脏腑全息图

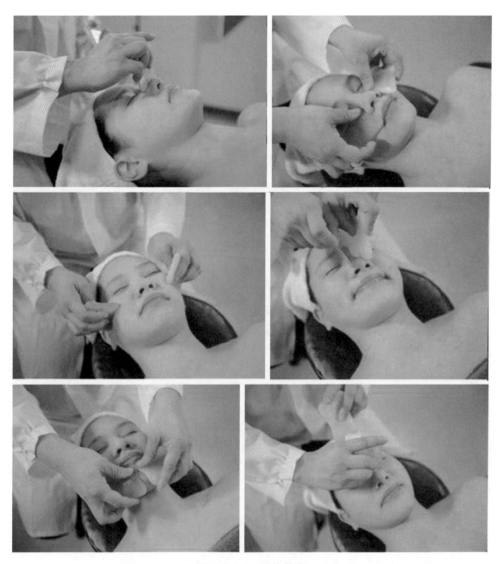

图 3-6-10　经络美容

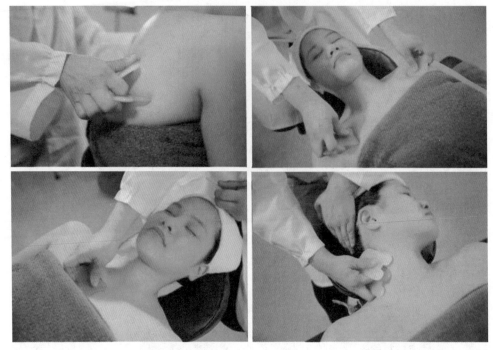

图 3-6-11　保健刮

━━━━━━●　本章小结　●━━━━━━

　　为了达到既能治病解症又能养生美容的双重目标，在运板技巧上，首应重视朴拙实用，但细部上又不乏巧劲轻盈，故以双板技巧，丰富养生内涵，提升美容刮痧境界。

　　其技术关键为：分病灶为"深、中、浅"之"三部"，调施力为"泄、补、通"之"三力"，定痧板为"角度、力度、速度"之"三度"，使双板至平衡之"两仪"，终于达到"阴平阳秘"之"太极"健康。

　　无论单板或双板，本章均采用一套实际操作流程的方式加以叙述，对于临床运用、教学演练和教材编辑各方面，都具有极大的帮助。

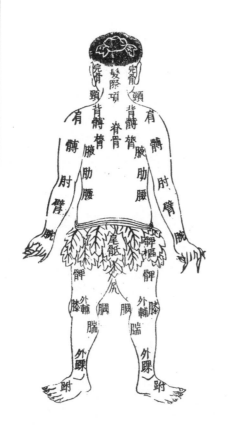

第四章

临床之部

中医证方及西医各科方，保健养生方和美容美体方。

每一方皆阐述证名，

配以人体图解，标明部位和经穴

第一节　概　述

《痧胀玉衡》云："痧之初发，必从外感。感于肌表，人不自知，则入于半表半里。"故"如痧在肌肤者，刮之而愈"，而"痧在血肉者，放之而愈"。

其法"若痧肌肤，当刮即刮，痧在血肉，当放即放，痧在肠胃，则取脾肝肾三经，当药即药。"此为《痧胀玉衡》治痧三法之精义。

然"古今医学，备悉万病，独不明痧，因而人鲜其传。"自古医有内治外治，内治主汤液，外治则有针灸、刮痧、按摩、拔罐、膏贴。刮痧作为外治之一法，亦合经文内外治一贯之理。

笔者参考群贤，博采他书，总其大纲，撮其要领，益取其精，撰写捷要，使人人每遇一症，可以有简要之方。并各条纲目，列症论治，临床所集众方，亦多验于民众，收中医病名及西医系统诸病。另加养生保健及美容美体两项，共计百症以上，以方便读者开卷了然，据症用治。

捷要

凡刮痧，可望气色，闻声响，观外形，问病情，感情绪，视眼络，察舌象，切脉神，测玉枕，按尺肤，按脐腹，捏合谷，辨手掌等等，笔者列有八诊之法。然人之全息区含有106区，又岂止于八。读者可参考前贤汇文，查其病症之全息映象，后在其脊背、督脉、华陀夹脊穴及内外膀胱经上，施以初刮之轻刮，脏腑对应之痧象即显，再于局部施以贰刮之深刮，以出痧解症，终施以叁刮乃保养之刮。此为笔者常用全息之刮痧法。

痧毒隐于阴，若能应其刮而显于阳，则可将病"从阴引阳"。且痧毒似静而暗流，若蓄血则为瘀，若循经则成积聚。

故刮痧可于毒之未蓄，尚未循经入脏腑之前速速刮之，则可溃积而散聚。

依其症状，归其病脉，选定病筋，刮其病灶区带，循求气化。轻刮为补，是为守住正气；重刮为泄，症虽重，正气尚可，虽轻刮亦可缓邪之攻势，使病势得以稍减。故轻刮可消可散，可养生可美容；重刮可治可驱，可减病势，终得以绝其病根。

乃趁病势未盛之时，如兵法之"击敌于半渡"也。

刮痧使邪导出经脉，非强其出痧，乃是松动筋膜，使邪渗入络脉，自"皮部"泄出。"引邪出表"即可。

痧不论虚实，以热居多，宜驱毒于先，温补而收后。

痧皆实症居多也。

痧筋乃血中之毒，宜刮放。

气者不宜托毒外出，宜轻利先泄表之热，可采用浊毒排出及用药消导，或经穴归元功练功散热。

凡刮痧，可分上中下三焦，内通五脏六腑，外治皮毛经络，起头顶而下腰脚。亦可分上窍、胸膈、腹胁、腰膝、下窍各部，又可分背脊、颈肩上下、胸前、胁肋、两背、肩臂。痧头额，大小腿痧，大小腹之软肉。又上焦主宣发，中焦主解郁，下焦主滋阴，上焦主心肺，中焦主肝胆脾胃，下焦主大小肠肾膀胱。

皆可取督脉及背俞穴之刮施治，亦可以证归经而采用经脉之刮。

凡刮痧，头五行皆取百会、风池、风府泄头之热。大杼、风门、肺俞泄胸中之热，心俞、膏肓俞，泄心中之热。中府、云门，上臂之天府、侠白，肘部尺泽、少泽，泄上肢之热。委中泄腰脊、下肢之热。

脾俞泄脾之湿热。足三里、巨虚泄胃之热，肝肾俞、膀胱俞泄下焦之热。

凡刮痧，初刮后辨其痧象，后可随证加减，乃取方剂加减方之义。是为加减方之刮。

如主诉为咳兼喘，则取肺经之中府、云门，肾经之俞府、阴谷等。是为经穴之刮。

凡刮痧，受术者呼叫呻吟、泣啼怒笑、情志得以舒发，配以六气功，乃气功之刮。

明代高濂撰《遵生八笺》：

呵通于心，去心之一切热；

虚通于肝，去肝经一切热；

吹通于肾，去肾中一切虚热之气；

呬通于肺，去肺中一切积气；

呼通于脾，去脾胃一切浊气；

嘻通于三焦及胆，去一切客热之气。（客即外来之邪气）

某脏腑有疾，就对应一个字出一口气，故《圣济总录》云"疾已即止"。

凡刮痧，不外清肺金，降心火，泄肝木，健脾土，滋肾水，通经络，活筋骨。

总其大要为：治病解症，保健养生，养颜美容。

凡刮痧，病虽百端，不出于"阴阳、虚实、表里、寒热"。

总而言之，虚则轻刮，实则取其周围先散其表热，泄邪出表；其余虚实之间，或初痧或二痧使病家痧象外显，遂行补泄技法调之。

其中妙理，存于心手之间。

以上刮痧诸法解症皆载于下述《刮痧捷要》中。

刮痧以经络学说以为其根源依据。

刮痧解症采用以证归经，故不专治一穴，乃治一穴区，所谓"宁失其穴而不失其经"。

刮痧，以其技应如易之简也。经云："易用难忘"。刮痧以简朴之技，合大易阴阳变化之义。

一、准备

1.氛围自然温馨，可点精油灯，滴以雪松可以净化空气，尤利畅顺呼吸，柠檬甘菊提神振奋，熏衣草舒缓平衡情绪，橙花味甜催眠。

2.置按摩床，桌椅，小平台或推车，上置刮痧工具，如各式刮痧板，刮痧油，乳液，毛巾及其他洁净用具。

3.若非在调理室，无论空间大小，可大略划分为：咨询区，休息区，调理区，动线宜流畅。若在室外，则以站姿坐姿居多。

4.摆好体位、姿势，施术者、受术者之间应稍有距离，开始交流咨询。

5.受术者露出刮痧部，准备刮痧。

二、刮痧捷要解症示意图

刮痧解症示意图说明：

1.先分人形为头面部、颈肩部、胸腹部、背臀部、上下四肢、关节等诸部（图4-1-1至图4-1-13）。

2.每一系统各有多方，每一方皆简述证名，配以人体图解，在其下方列出部位和经穴，图上圈画刮痧区带和穴道区域。

3. 本图穴不尽载，亦不必精准，取"宁失其穴不失其经"之义，痧象一旦显露，穴道会有所增减，并常有偏离，刮痧重视经脉区带和穴道区域。

4. 图旁亦不另标明穴位，读者可平日取部位附图自行反复观看，映象入心，日后自我检验、随机应用、随症加减，亦可自行配穴，未必依照本书所附经穴。

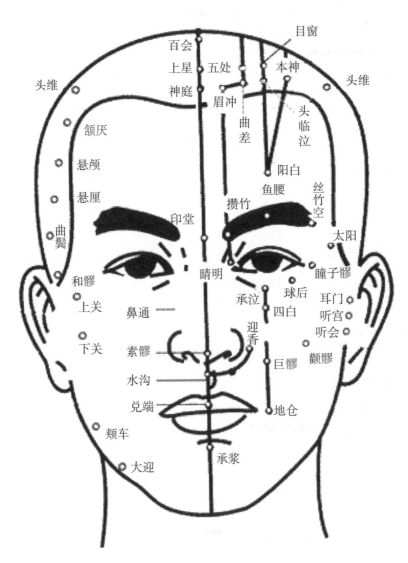

图 4-1-1 头面部（1）

5. 古人云："病者必谋于医、医者必谋其术"，笔者每遇技术之困惑，尝请教诸师，诸师皆言："自古病症何止千百，区区几页书，岂能尽载？凡医技，不必呆用，自有其提要纲领之法。但凡每遇一证，必究其源，审知阴阳，分别脏腑，选定部位，依其症状，归其病脉，定其病筋，刮其病灶区带，循求气化，将病从阴引阳而已。此乃以简御繁之道亦为太极大易之理也。"

后我临证愈多，古人云"随机应症，医之意"，终于明白此一道理。

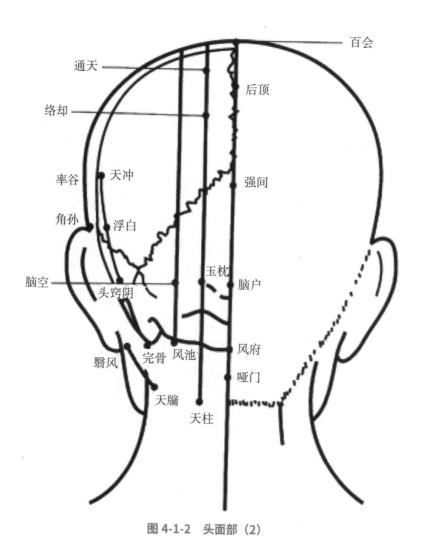

图 4-1-2　头面部（2）

115

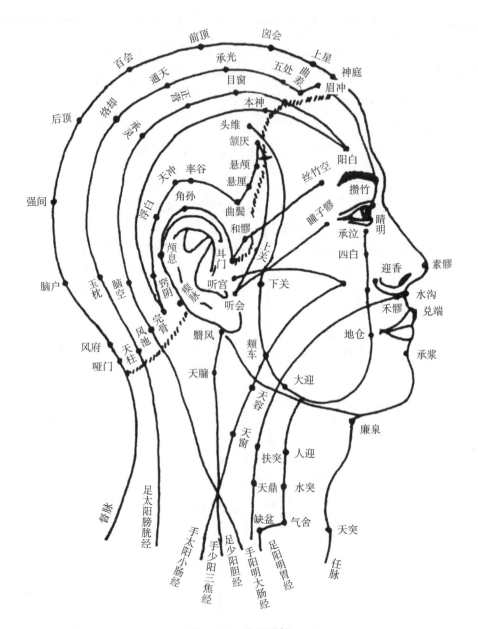

图 4-1-3　头面颈部

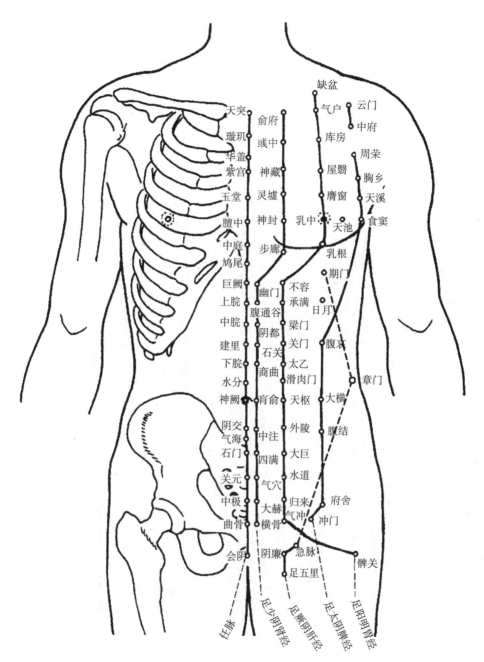

图 4-1-4 胸腹部

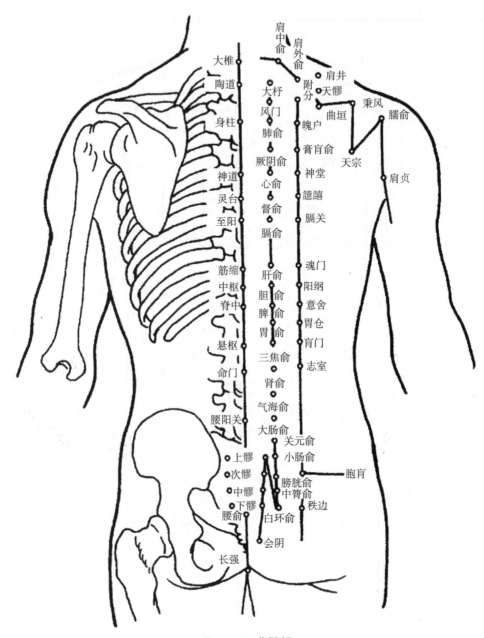

图 4-1-5 背臀部

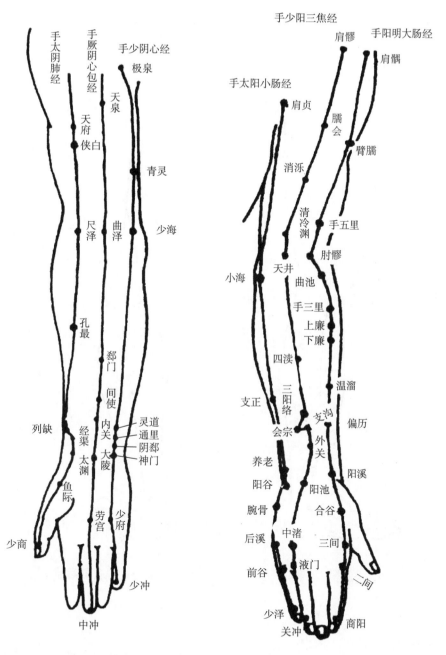

图 4-1-6　上肢内侧部　　　　　　图 4-1-7　上肢外侧部

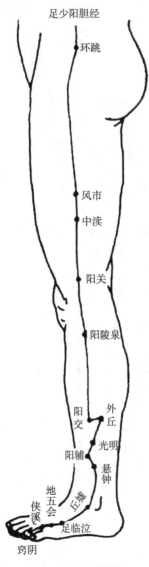

图 4-1-8　下肢外侧部

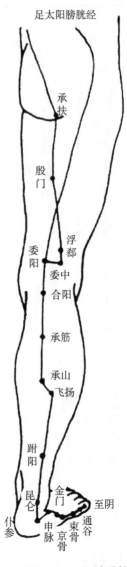

图 4-1-9　下肢后部

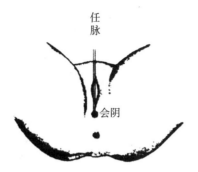

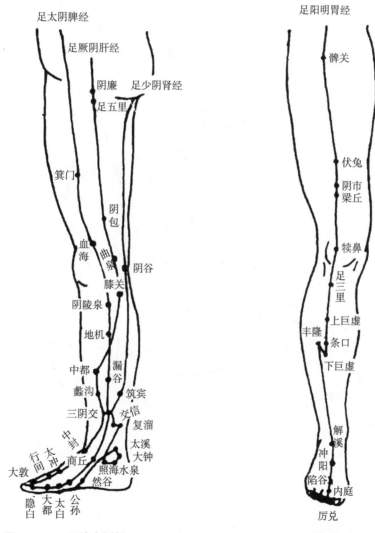

图 4-1-10　下肢内侧部　　　　**图 4-1-11　下肢前部**

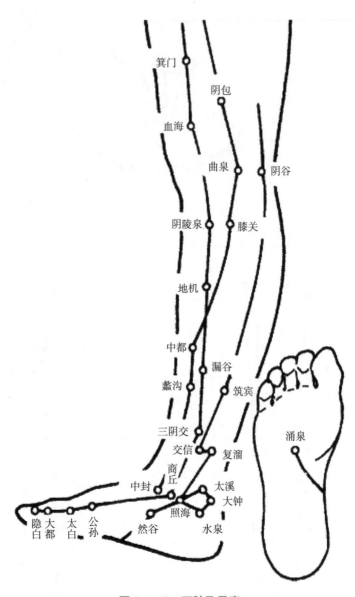

图 4-1-12　下肢及足底

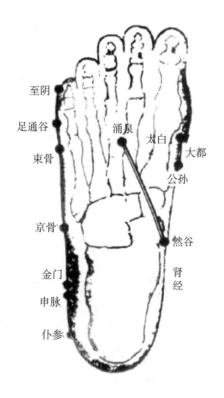

足底

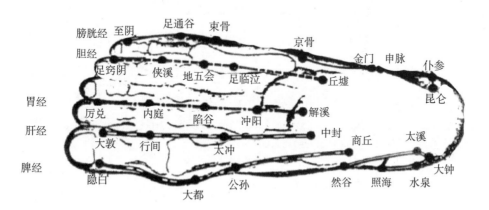

足背

图 4-1-13　足部

第二节　临床刮痧实务解方

　　笔者汇辑中医证方、西医各科方、保健养生方和美容美体方，分别按照如下系统逐一列出刮痧示意图：① 中医病名系统；② 呼吸系统；③ 循环系统；④ 神经系统；⑤ 消化系统；⑥ 生殖系统；⑦ 泌尿系统；⑧ 代谢内分泌系统；⑨ 骨骼肌肉系统；⑩ 皮肤系统；⑪ 五官系统；⑫ 养生保健系统；⑬ 美容美体系统。

　　（一）中医病名系统刮痧示意

　　1. 头痛（图 4-2-1）

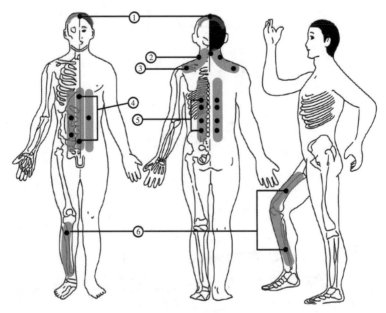

图 4-2-1　头痛

1. 头面部：百会；2. 颈部：风池、天柱；3. 肩部：肩井；4. 腹部：中脘、关元、天枢、水道；5. 背部：肝俞、胆俞、脾俞、胃俞；6. 下肢部：足三里、三阴交、血海

2.头晕（图4-2-2）

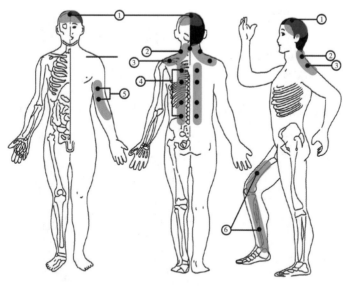

图 4-2-2　头晕

1.头面部：百会；2.颈部：风池、天柱；3.肩部：肩井；4.背部：肝俞、胆俞、脾俞、肾俞；5.上肢部：天府、侠白；6.下肢部：血海、三阴交

3.胸闷（图4-2-3）

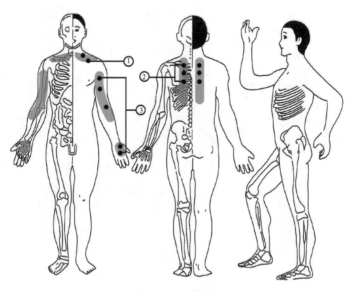

图 4-2-3　胸闷

1.胸部：中府、云门；2.背部：肺俞、心俞、膈俞；3.上肢部：天府、侠白、尺泽、鱼际、劳宫

4. 咳嗽（图 4-2-4）

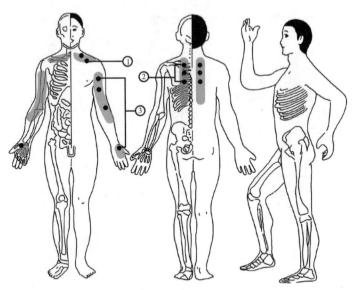

图 4-2-4　咳嗽

1.胸部：中府、云门；2.背部：风门、肺俞、心俞、膈俞；3.上肢部：天府、侠白、尺泽、鱼际

5. 哮喘（图 4-2-5）

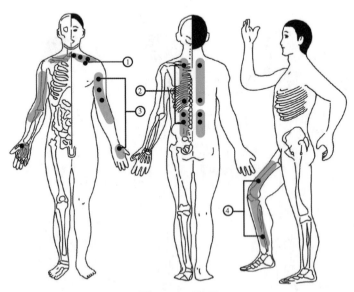

图 4-2-5　哮喘

1.胸部：中府、云门、气户、俞府；2.背部：肺俞、膈俞、肾俞、气海俞；3.上肢部：天府、侠白、尺泽、鱼际；4.下肢部：血海、三阴交

6. 心悸（图 4-2-6）

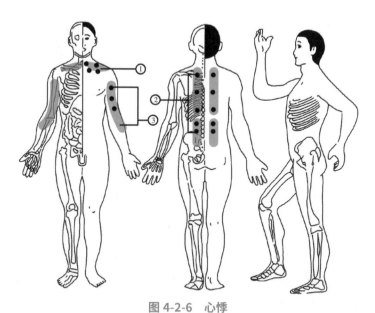

图 4-2-6　心悸

1.胸部：中府、云门、气户、库房；2.背部：膏肓、心俞、膈俞、三焦俞、肾俞；3.上肢部：天府、侠白、尺泽

7. 感冒（图 4-2-7）

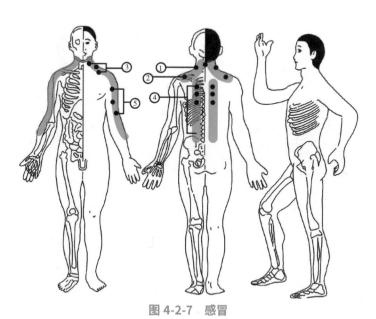

图 4-2-7　感冒

1.颈部：风池、天柱；2.肩部：肩井；3.胸部：中府、云门、库房；4.背部：大杼、风门、肺俞；5.上肢部：天府、侠白、尺泽

8. 鼻渊（图 4-2-8）

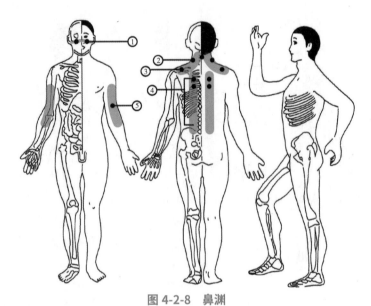

图 4-2-8 鼻渊

1. 头面部：迎香；2. 颈部：天柱、风池；3. 肩部：肩井；4. 背部：风门、肺俞；5. 上肢部：尺泽

9. 中暑（图 4-2-9）

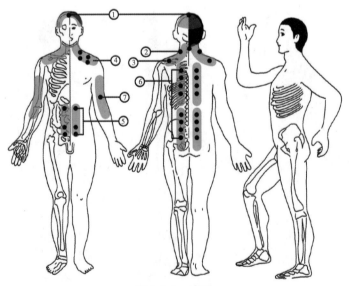

图 4-2-9 中暑

1. 头面部：百会；2. 颈部：天柱、风池；3. 肩部：肩井；4. 胸部：中府、云门、气户、库房；5. 腹部：梁门、天枢、水道；6. 背部：大杼、风门、肺俞、心俞、肝俞、脾俞、肾俞、关元俞；7. 上肢部：尺泽

10. 中风（图 4-2-10）

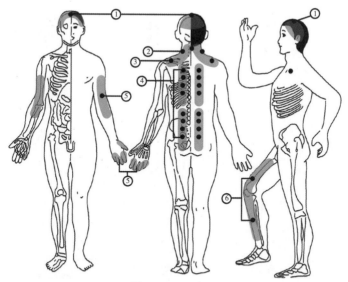

图 4-2-10　中风

1. 头面部：百会；2. 颈部：风府、风池、天柱；3. 肩部：肩井；4. 背部：大杼、风门、心俞、肝俞、脾俞、肾俞、关元俞；5. 上肢部：尺泽、劳宫、少商、少冲、中冲；6. 下肢：血海、三阴交

11. 自汗、盗汗（图 4-2-11）

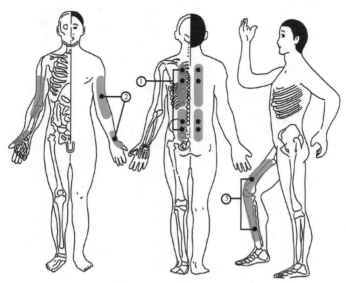

图 4-2-11　自汗、盗汗

1. 背部：膏肓、心俞、三焦俞、肾俞；2. 上肢部：尺泽、郄门、内关、列缺、神门；3. 下肢部：血海、三阴交

12. 痰饮（图 4-2-12）

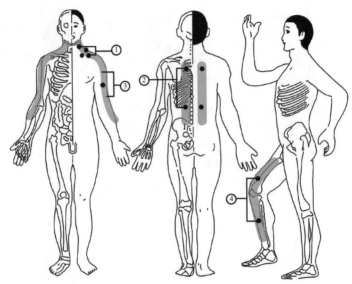

图 4-2-12　痰饮

1.胸部：中府、云门、气户、库房；2.背部：肺俞、脾俞；3.上肢部：尺泽；4.下肢部：血海、三阴交

13. 呕吐反胃（图 4-2-13）

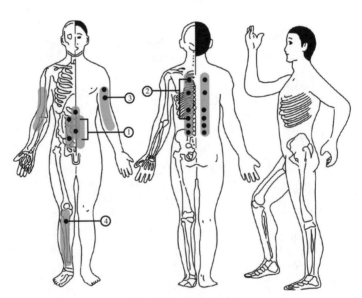

图 4-2-13　呕吐反胃

1.腹部：中脘、梁门、天枢、水道；2.背部：心俞、膈俞、胆俞、脾俞、胃俞、三焦俞；2.上肢部：天府、侠白；5.下肢部：足三里

14. 胃痛（图 4-2-14）

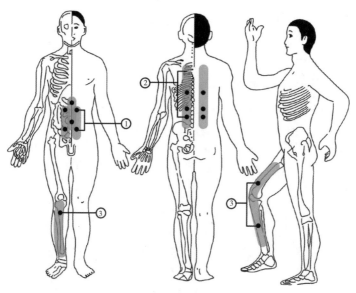

图 4-2-14　胃痛

1.腹部：中脘、关元、天枢、水道；2.背部：膈俞、脾俞、胃俞；3.下肢部：血海、足三里、三阴交

15. 吐酸（图 4-2-15）

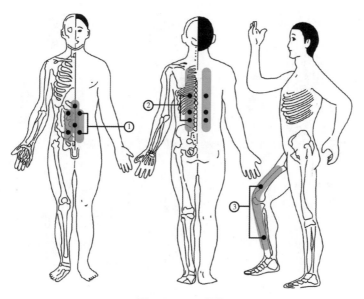

图 4-2-15　吐酸

1.腹部：中脘、关元、天枢、水道；2.背部：膈俞、胃俞、三焦俞；3.下肢部：血海、三阴交

16. 脏躁（图 4-2-16）

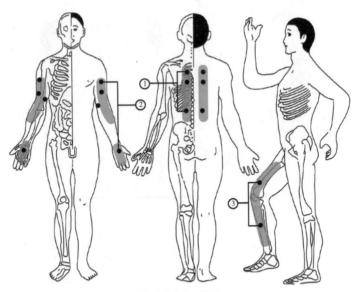

图 4-2-16　脏躁

1. 背部：肺俞、膏肓、心俞、膈俞；2. 上肢部：天府、侠白、青灵、劳宫；3. 下肢部：血海、三阴交

17. 消渴（图 4-2-17）

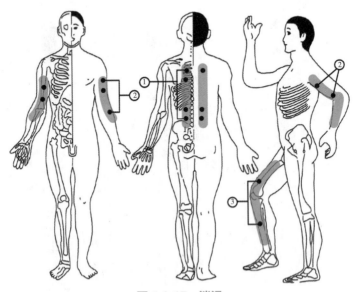

图 4-2-17　消渴

1. 背部：肺俞、心俞、脾俞、三焦俞、肾俞；2. 上肢部：天府、侠白、手五里、曲池；3. 下肢部：血海、三阴交

18. 奔豚气（图 4-2-18）

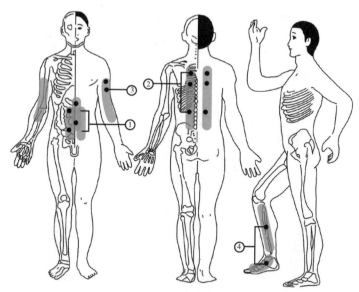

图 4-2-18　奔豚气

1.腹部：气海、关元、天枢、水道；2.背部：膏肓、心俞、膈俞；3.上肢部：天府、侠白；4.下肢部：三阴交、照海、太溪

19. 积聚（图 4-2-19）

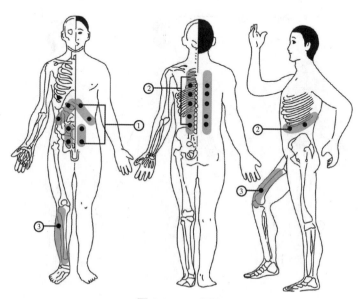

图 4-2-19　积聚

1.腹部：期门、梁门、天枢、水道；2.背部：肺俞、心俞、膈俞、脾俞、胃俞；3.下肢部：血海、足三里

20. 黄疸（图 4-2-20）

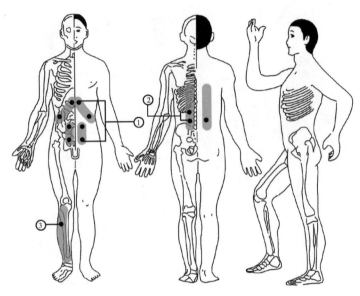

图 4-2-20　黄疸

1. 腹部：期门、中脘、章门、天枢、水道；2. 背部：肝俞、胆俞；3. 下肢部：足三里

21. 癫症（图 4-2-21）

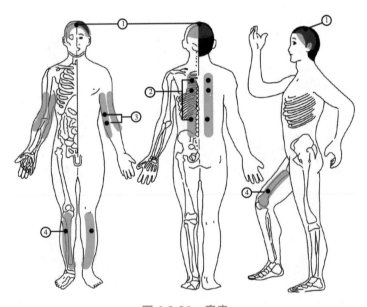

图 4-2-21　癫症

1. 头面部：百会；2. 背部：膏肓、心俞、胆俞；3. 上肢部：青灵、少海；4. 下肢部：足三里、血海

22. 少寐、不寐（图 4-2-22）

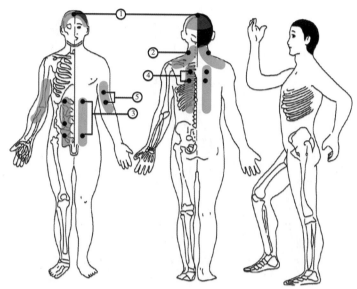

图 4-2-22　少寐、不寐

1.头面部：百会；2.颈部：风池；3.腹部：肓俞、气穴、大赫；4.背部：膏肓俞、心俞；5.上肢部：青灵、少海

23. 胸痹（图 4-2-23）

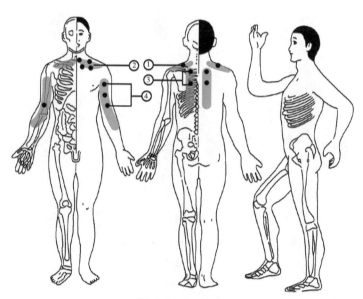

图 4-2-23　胸痹

1.肩部：肩井；2.胸部：中府、云门、俞府、气户；3.背部：心俞、肺俞；4.上肢部：尺泽、内关、灵道

24. 惊悸（图 4-2-24）

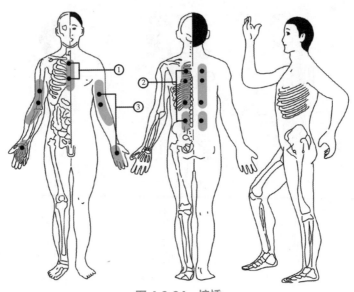

图 4-2-24　惊悸

1. 胸部：膻中、鸠尾（轻刮）；2. 背部：膏肓、心俞、膈俞、肾俞；3. 上肢部：青灵、少海、劳宫

25. 呃逆、噎膈（图 4-2-25）

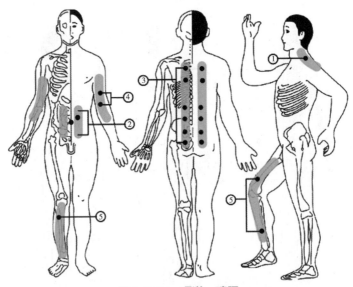

图 4-2-25　呃逆、噎膈

1. 颈部：天窗；2. 腹部：天枢、气海；3. 背部：心俞、膈俞、肝俞、胆俞、脾俞、胃俞；4. 上肢部：青灵、少海；5. 下肢部：足三里、血海、三阴交

26. 便秘、泄泻（图 4-2-26）

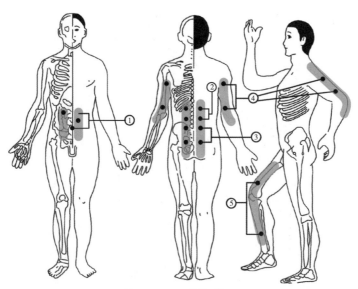

图 4-2-26　便秘泄泻

1.腹部：梁门、天枢、气海；2.背部：脾俞、胃俞；3.臀部：关元俞、大肠俞；4.上肢部：臂臑、手五里；
5.下肢部：血海、三阴交

27. 尿频、少尿、闭尿、漏尿（图 4-2-27）

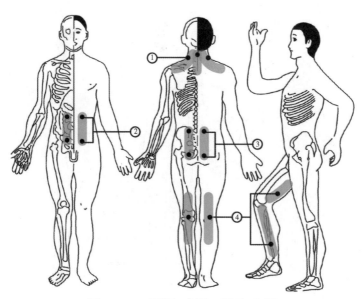

图 4-2-27　尿频、少尿、闭尿、漏尿

1.颈部：风府、风池；2.腹部：肓俞、气穴；3.臀部：膀胱俞、胞肓；4.下肢部：委中、阴谷、三阴交

28. 遗精、淋症（图 4-2-28）

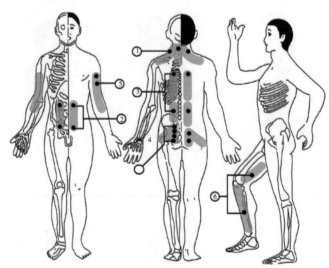

图 4-2-28　遗精、淋症

1.颈部：风府、风池；2.腹部：肓俞、气穴；3.背部：心俞、肾俞；4.臀部：八髎、胞肓；5.上肢部：天府、侠白；6.下肢部：阴谷、三阴交

（二）呼吸系统

1. 鼻塞、鼻涕（图 4-2-29）

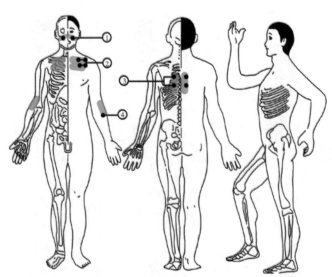

图 4-2-29　鼻塞、鼻涕

1.头面部：迎香（轻刮点刮）；2.胸部：中府、云门、气户、库房；3.背部：风门、肺俞；4.上肢部：尺泽

2. 感冒（图 4-2-30）

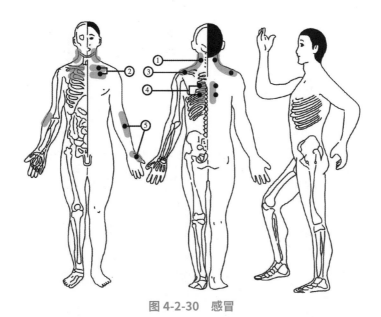

图 4-2-30　感冒

1. 颈部：风池；2. 胸部：中府、云门；3. 肩部：肩井；4. 背部：风门、肺俞；5. 上肢部：尺泽、鱼际

3. 发烧（图 4-2-31）

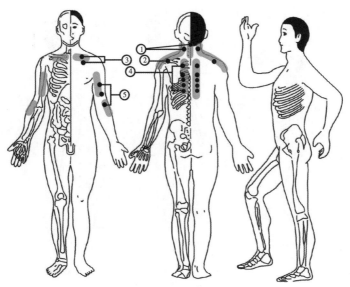

图 4-2-31　发烧

1. 颈部：风池、风府；2. 肩部：肩井；3. 胸部：中府、云门；4. 背部：大杼、风门、肺俞、心俞、膏肓；
5. 上肢部：天府、侠白、尺泽

4. 哮喘（图 4-2-32）

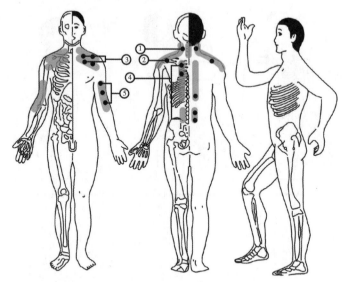

图 4-2-32　哮喘

1. 颈部：风池；2. 肩部：肩井；3. 胸部：气户、库房、云门、中府；4. 背部：肺俞、心俞、膈俞、肾俞、三焦俞；5. 上肢部：天府、侠白、尺泽

5. 慢性支气管炎（图 4-2-33）

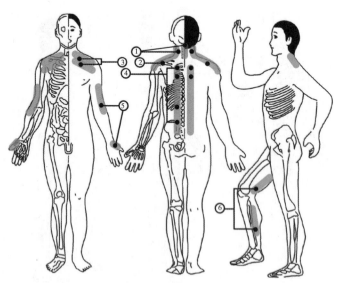

图 4-2-33　慢性支气管炎

1. 颈部：风府、风池；2. 肩部：肩井；3. 胸部：中府、云门；4. 背部：肺俞、心俞、脾俞、肾俞；5. 上肢部：尺泽、鱼际；6. 下肢部：三阴交、阴谷

6. 慢性咽炎（图 4-2-34）

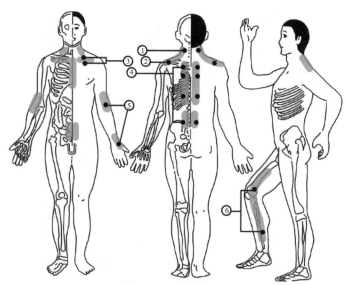

图 4-2-34　慢性咽炎

1.颈部：风池；2.肩部：肩井；3.胸部：中府、云门；4.背部：肺俞、心俞、脾俞、肾俞；5.上肢部：尺泽、鱼际；6.下肢部：血海、三阴交

7. 肺炎发烧（图 4-2-35）

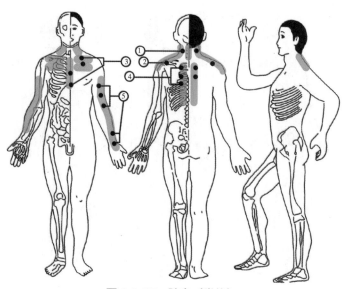

图 4-2-35　肺炎（发烧）

1.颈部：风府；2.肩部：肩井；3.胸部：中府、云门、膻中、鸠尾；4.背部：风门、肺俞、心俞；5.上肢部：天府、侠白、尺泽、孔最、列缺

8. 肺炎咳嗽（图 4-2-36）

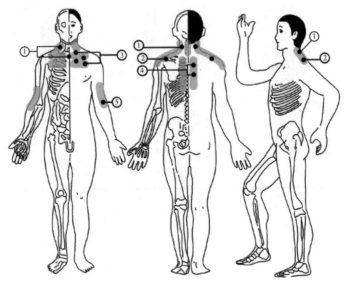

图 4-2-36　肺炎（咳嗽）

1. 颈部：扶突、天突、风池、天窗；2. 肩部：肩井；3. 胸部：云门、中府、气户、库房；4. 背部：风门、肺俞；5. 上肢部：尺泽

9. 肺炎失去嗅觉（图 4-2-37）

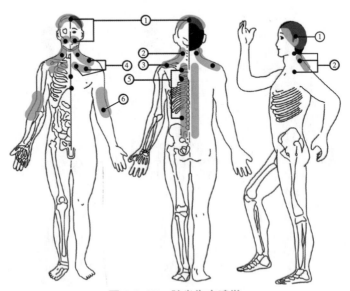

图 4-2-37　肺炎失去嗅觉

1. 头面部：百会、角孙、迎香；2. 颈部：天窗、天容、扶突、风池；3. 肩部：肩井；4. 胸部：云门、中府、气户；5. 背部：风门、肺俞、膈俞；6. 上肢部：尺泽

10. 肺炎呼吸窘迫（图 4-2-38）

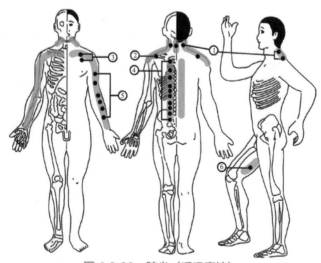

图 4-2-38　肺炎（呼吸窘迫）

1. 颈部：风府、风池、天窗、天容、扶突；2. 肩部：肩井；3. 胸部：云门、中府；4. 背部：天宗、大杼、风门、心俞、肺俞、膈俞、肝俞、脾俞、三焦俞、肾俞；5. 上肢部：天府、侠白、尺泽、孔最、列缺、郄门、间使；6. 下肢部：阴谷

（三）循环系统

1. 三高症（图 4-2-39）

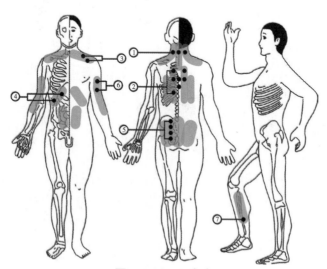

图 4-2-39　三高症

1. 颈部：风府、风池；2. 背部：肺俞、心俞、膏肓俞、身柱、至阳；3. 胸部：云门、中府；4. 腹部：梁门、章门；5. 臀部：八髎；6. 上肢部：天府、侠白；7. 下肢部：三阴交

2. 手脚冰冷（图 4-2-40）

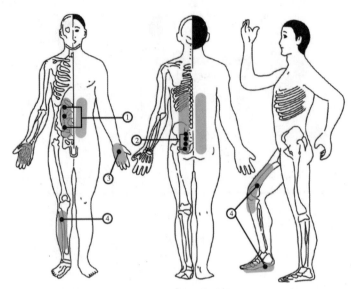

图 4-2-40　手脚冰冷

1. 腹部：幽门、肓俞、气穴；2. 臀部：八髎；3. 上肢部：劳宫；4. 下肢部：足三里、血海、涌泉

3. 贫血（图 4-2-41）

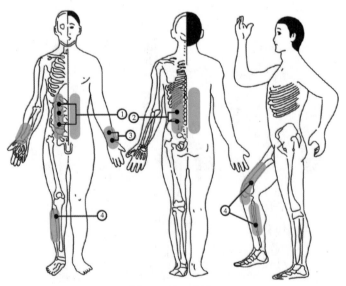

图 4-2-41　贫血

1. 腹部：幽门、肓俞、气穴；2. 背部：脾俞、胃俞；3. 上肢部：列缺、太渊（轻刮）；4. 下肢部：血海、足三里、三阴交

4. 心律不整（图 4-2-42）

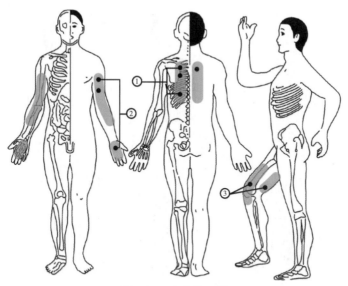

图 4-2-42　心律不整

1. 背部：肺俞、心俞、膏肓；2. 上肢部：天府、侠白、劳宫；3. 下肢部：血海、阴谷

5. 动脉硬化（图 4-2-43）

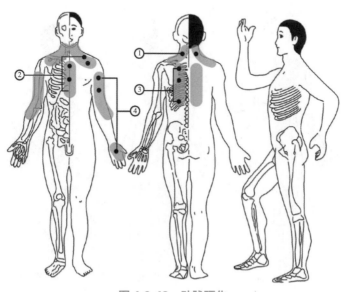

图 4-2-43　动脉硬化

1. 颈部：风池；2. 胸部：中府、云门、璇玑、膻中；3. 背部：肺俞、心俞、肝俞；4. 上肢部：天府、侠白、劳宫

6. 心包炎（图 4-2-44）

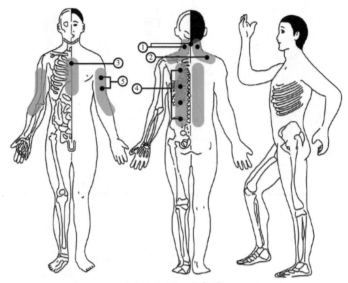

图 4-2-44　心包炎

1. 颈部：风池、天柱；2. 肩部：肩井；3. 胸部：膻中；4. 背部：肺俞、心俞、脾俞、胃俞；5. 上肢部：
天府、侠白

7. 静脉曲张（图 4-2-45）

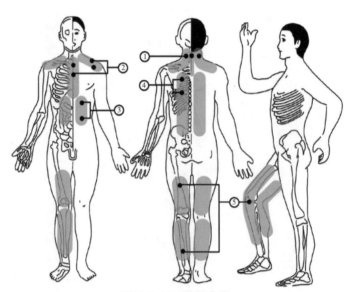

图 4-2-45　静脉曲张

1. 颈部：风府、风池；2. 胸部：璇玑、膻中、中府、云门；3. 腹部：幽门、气户；4. 背部：肺俞、心俞；
5. 下肢部：殷门、承筋、膝关（静脉曲张严重处勿刮）

（四）神经系统

1. 头痛（正偏前三面）（图 4-2-46）

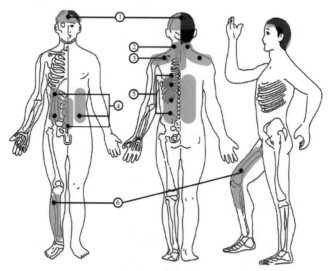

图 4-2-46　头痛

1.头面部：百会；2.颈部：风池；3.肩部：肩井；4.腹部：幽门、气海、天枢；5.背部：肺俞、心俞、脾俞、肾俞、6.下肢部：足三里、血海

2. 神经衰弱（图 4-2-47）

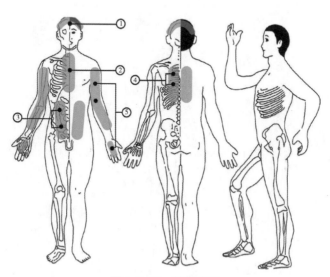

图 4-2-47　神经衰弱

1.头面部：百会；2.胸部：膻中；3.腹部：幽门、气海；4.背部：肺俞、心俞；5.上肢部：天府、侠白、劳宫

3. 中风（图 4-2-48）

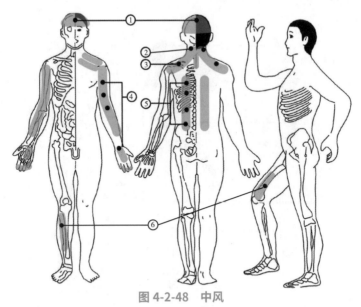

图 4-2-48　中风

1.头面部：百会；2.颈部：风池；3.肩部：肩井；4.上肢部：天泉、曲泽、郄门、内关；5.背部：肺俞、心俞、脾俞、肾俞；6.下肢部：足三里、血海

4. 三叉神经痛（图 4-2-49）

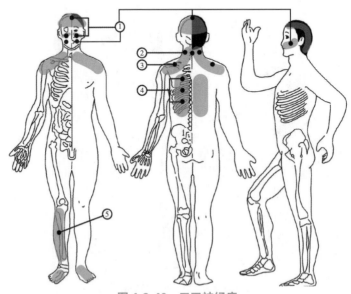

图 4-2-49　三叉神经痛

1.头面部：百会、承泣、四白、颧髎；2.颈部：风府、风池；3.肩部：肩井；4.背部：肺俞、心俞、膈俞；5.下肢部：足三里

5. 肋间神经痛（图 4-2-50）

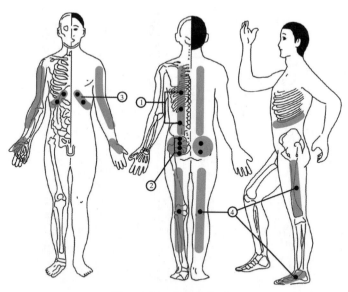

图 4-2-50　肋间神经痛

1. 背部：肝俞、脾俞、肾俞；2. 臀部：八髎、胞肓；3. 腹部：期门、京门；4. 下肢部：委中、风市、申脉

6. 肩胛神经痛（图 4-2-51）

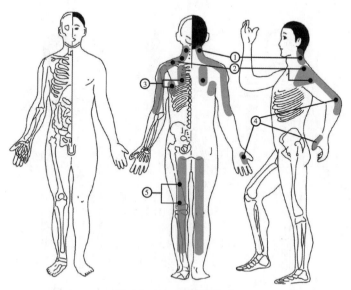

图 4-2-51　肩胛神经痛

1. 颈部：风池、天柱；2. 肩部：天髎、肩井、肩贞；3. 背部：魄户、天宗；4. 上肢部：臂臑、手五里、合谷；5. 下肢部：殷门、委中

7. 面部痉挛（图 4-2-52）

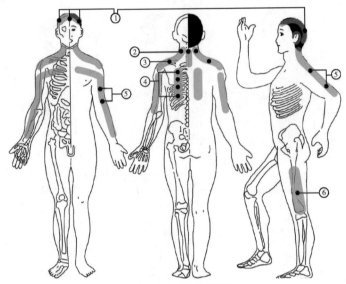

图 4-2-52　面部痉挛

1. 颈面部：百会、头维、率谷、天冲；2. 颈部：风府、风池；3. 肩部：肩井；4. 背部：风门、肺俞、心俞、膈俞；5. 上肢部：天府、侠白、臂臑、手五里；6. 下肢部：风市

8. 睡眠障碍（图 4-2-53）

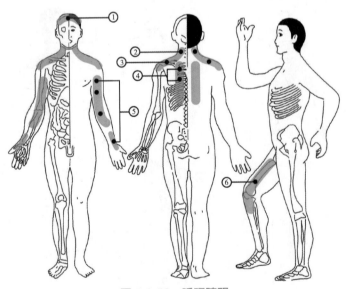

图 4-2-53　睡眠障碍

1. 头面部：百会；2. 颈部：风池；3. 肩部：肩井；4. 背部：肺俞、心俞；5. 上肢部：天府、侠白、曲泽、神门；6. 下肢部：血海

9. 老年痴呆症（图 4-2-54）

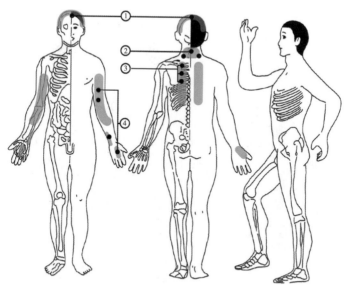

图 4-2-54　老年痴呆症

1. 头面部：百会；2. 颈部：风府、风池；3. 背部：肺俞、心俞、膈俞；4. 上肢部：青灵、少海、鱼际、神门（轻刮）

10. 郁证（图 4-2-55）

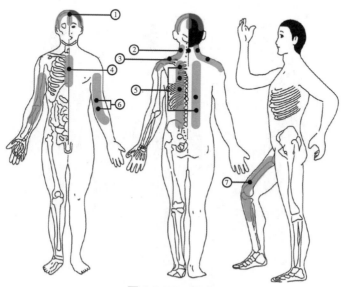

图 4-2-55　郁症

1. 头面部：百会；2. 颈部：风府、风池；3. 肩部：肩井；4. 胸部：膻中；5. 背部：肺俞、心俞、膈俞、肝俞、肾俞；6. 上肢部：青灵、少海；7. 下肢部：血海

（五）消化系统

1. 胃胀胃痛（图 4-2-56）

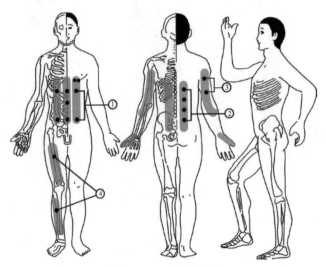

图 4-2-56　胃胀胃痛

1. 腹部：中脘、水分、关元、幽门、气穴、不容、水道；2. 背部：肝俞、胆俞、脾俞、胃俞；3. 上肢部：臂臑、手三里；4. 下肢部：伏兔、足三里

2. 胃食道逆流（图 4-2-57）

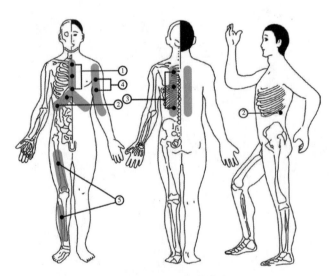

图 4-2-57　胃食道逆流

1. 胸部：璇玑、膻中、鸠尾；2. 腹部：日月、章门、京门；3. 背部：心俞、膈俞、胃俞；4. 上肢部：天府、侠白；5. 下肢部：伏兔、足三里

3. 急性胃炎（图 4-2-58）

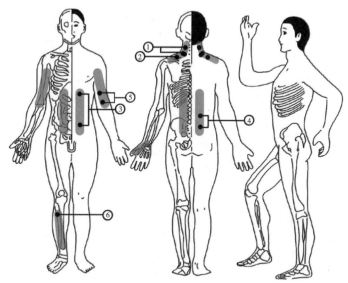

图 4-2-58　急性胃炎

1.颈部：风池、天柱；2.肩部：肩井；3.腹部：幽门、气门；4.背部：胃俞、三焦经；5.上肢部：青灵、少海；6.下肢部：足三里

4. 十二指肠溃疡（图 4-2-59）

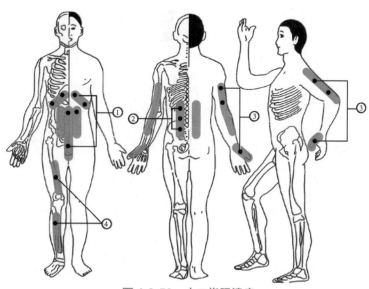

图 4-2-59　十二指肠溃疡

1.腹部：日月、章门、中脘、关元、幽门、气穴；2.背部：胃俞、小肠俞、大肠俞；3.上肢部：臂臑、手五里、合谷；4.下肢部：伏兔、足三里

5. 胃下垂（图 4-2-60）

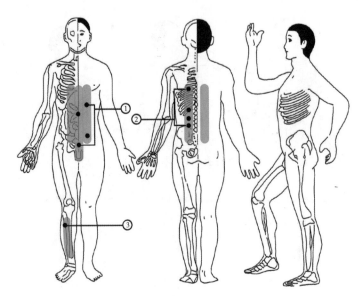

图 4-2-60　胃下垂

1. 腹部：中脘、关元、幽门、气穴；2. 背部：心俞、膈俞、胃俞、肾俞；3. 下肢部：足三里

6. 腹泻（图 4-2-61）

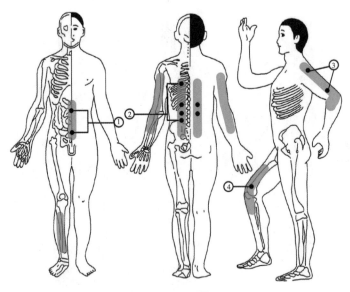

图 4-2-61　腹泻

1. 腹部：中脘、关元；2. 背部：膈俞、脾俞、胃俞、肾俞；3. 上肢部：臂臑、手三里；4. 下肢部：血海

7. 便秘（图 4-2-62）

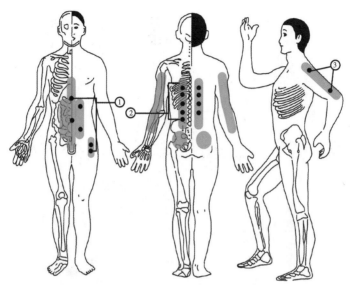

图 4-2-62　便秘

1. 腹部：上脘、中脘、幽门、气穴、五枢、维道；2. 背部：肝俞、胆俞、脾俞、胃俞；3. 上肢部：臂臑、手五里

8. 慢性胆囊炎（图 4-2-63）

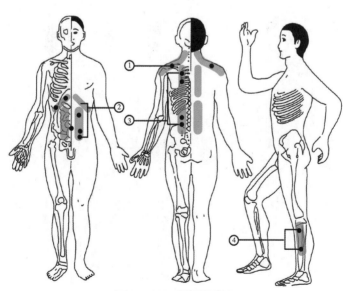

图 4-2-63　慢性胆囊炎

1. 肩部：肩井；2. 腹部：日月、章门、中脘、天枢、幽门、气穴；3. 背部：肺俞、心俞、胆俞、肾俞；4. 下肢部：上巨虚、下巨虚

9. 胃口不佳（图 4-2-64）

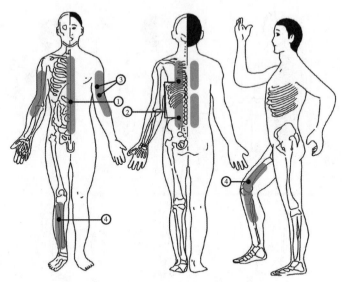

图 4-2-64　胃口不佳

1. 腹部：中脘；2. 背部：心俞、胃俞；3. 上肢部：青灵、少海；4. 下肢部：足三里、血海

（六）生殖系统

1. 月经失调（图 4-2-65）

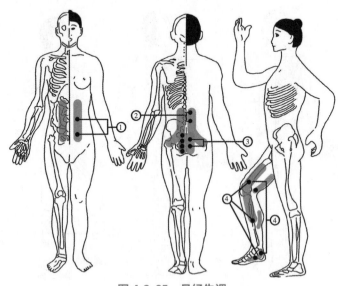

图 4-2-65　月经失调

1. 腹部：肓俞、气穴；2. 背部：脾俞、肾俞；3. 臀部：八髎；4. 下肢部：血海、三阴交、阴谷、水泉、照海

2. 痛经（图 4-2-66）

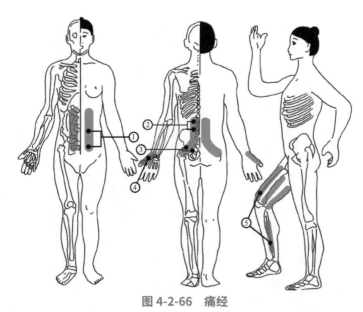

图 4-2-66　痛经

1.腹部：肓俞、气穴；2.背部：脾俞、肾俞；3.臀部：次髎、胞肓；4.上肢部：合谷；5.下肢部：血海、三阴交

3. 闭经（图 4-2-67）

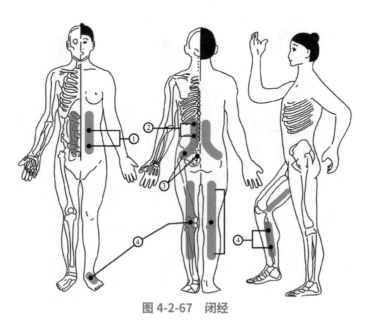

图 4-2-67　闭经

1.腹部：肓俞、气穴；2.背部：脾俞、肾俞；3.臀部：次髎、胞肓；4.下肢部：太冲、委中、阴谷、三阴交

4. 经来水肿（图 4-2-68）

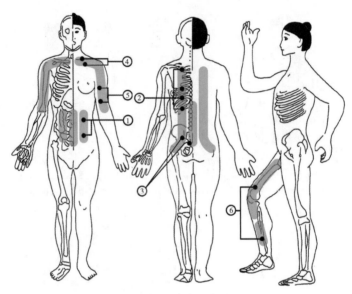

图 4-2-68　经来水肿

1. 腹部：肓俞、气穴；2. 背部：膈俞、肝俞、脾俞、肾俞；3. 臀部：次髎、胞肓；4. 胸部：中府、云门；
5. 上肢部：臂臑、手五里；6. 下肢部：血海、三阴交

5. 慢性盆腔炎（图 4-2-69）

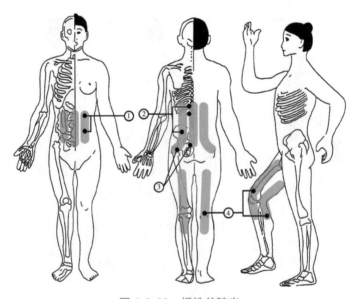

图 4-2-69　慢性盆腔炎

1. 腹部：肓俞、气穴；2. 背部：脾俞、肾俞、大肠俞；3. 臀部：次髎、胞肓；4. 下肢部：委中、血海、阴谷

6. 子宫脱垂（图 4-2-70）

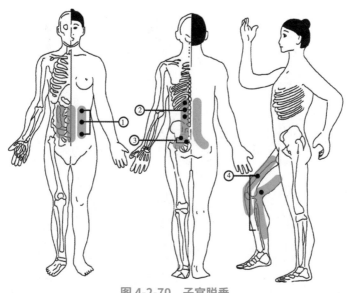

图 4-2-70　子宫脱垂

1.腹部：肓俞、气穴、大赫；2.背部：脾俞、肾俞、气海俞；3.臀部：次髎、胞肓；4.下肢部：血海、三阴交、阴谷

7. 白带过多（图 4-2-71）

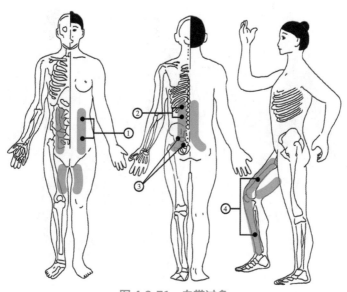

图 4-2-71　白带过多

1.腹部：肓俞、气穴；2.背部：脾俞、肾俞；3.臀部：次髎、胞肓；4.下肢部：血海、三阴交、阴谷

8. 前列腺肥大（图 4-2-72）

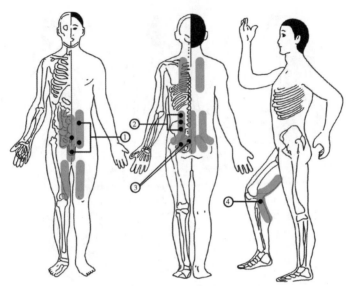

图 4-2-72　前列腺肥大

1. 腹部：阴交、关元、肓俞、气穴；2. 背部：三焦俞、肾俞、气血俞；3. 臀部：次髎、胞肓；4. 下肢部：阴谷

9. 早泄（图 4-2-73）

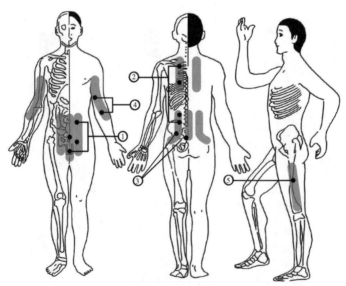

图 4-2-73　早泄

1. 腹部：肓俞、气穴、阴交、关元；2. 背部：肺俞、心俞、脾俞、肾俞；3. 臀部：次髎、胞肓；4. 上肢部：青灵、少海；5. 下肢部：风市

10. 阳痿遗精（图 4-2-74）

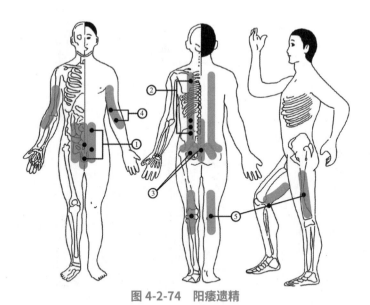

图 4-2-74　阳痿遗精

1.腹部：阴交、关元、肓俞、气穴；2.背部：心俞、肾俞、气血俞、腰俞；3.臀部：次髎、胞肓；4.上肢部：青灵、少海；5.下肢部：委中、风市、阴谷

（七）泌尿系统

1. 尿频、尿少、尿闭（图 4-2-75）

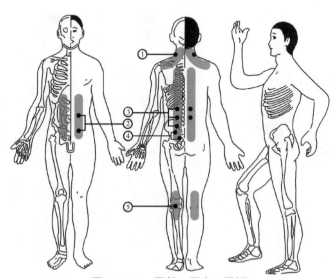

图 4-2-75　尿频、尿少、尿闭

1.颈部：风池；2.腹部：肓俞、气穴；3.背部：肾俞、膀胱俞、气海俞；4.臀部：次髎、胞肓；5.下肢部：委中

2. 尿失禁（图 4-2-76）

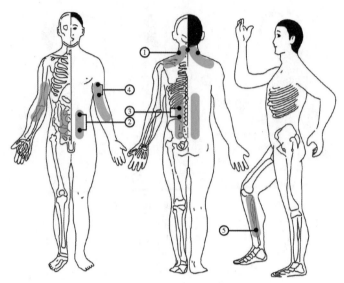

图 4-2-76　尿失禁

1. 颈部：风府（轻刮）、风池；2. 腹部：肓俞、气穴；3. 背部：肾俞、膀胱俞；4. 上肢部：天府、侠白；
5. 下肢部：三阴交

3. 肾炎（图 4-2-77）

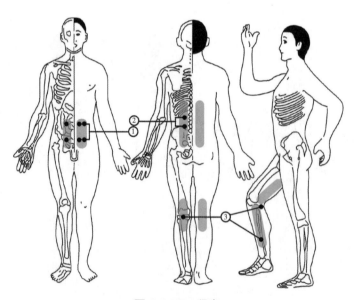

图 4-2-77　肾炎

1. 腹部：肓俞、气穴、天枢、水道；2. 背部：肾俞、气海俞；3. 下肢部：委中、阴谷、三阴交

4. 尿道结石（图 4-2-78）

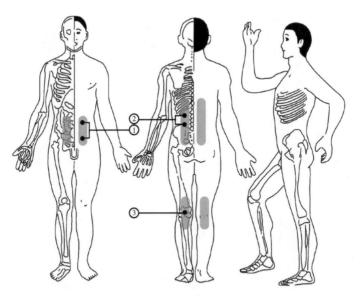

图 4-2-78　尿道结石

1. 腹部：肓俞、气穴；2. 背部：肾俞、气海俞；3. 下肢部：委中

5. 尿潴留（图 4-2-79）

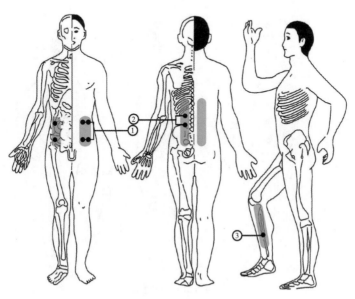

图 4-2-79　尿潴留

1. 腹部：肓俞、气穴、天枢、水道；2. 背部：肾俞、气海俞；3. 下肢部：三阴交

6. 膀胱炎（图 4-2-80）

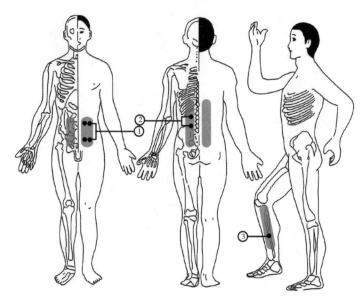

图 4-2-80　膀胱炎

1.腹部：肓俞、气穴、天枢、水道；2.背部：肾俞、气海俞；3.下肢部：三阴交

7. 尿道炎（图 4-2-81）

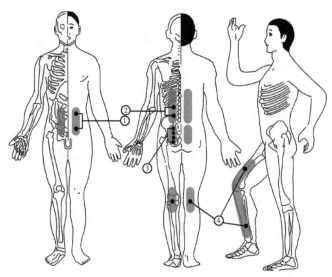

图 4-2-81　尿道炎

1.腹部：肓俞、气穴；2.背部：肾俞、气海穴；3.臀部：八髎、胞肓；4.下肢部：委中、血海、三阴交

（八）代谢内分泌系统

1.糖尿病（图 4-2-82）

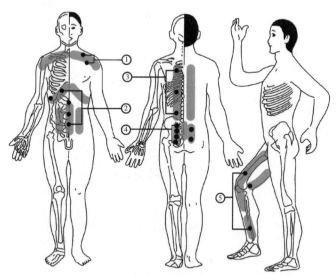

图 4-2-82　糖尿病

1.胸部：中府、云门；2.腹部：上脘、中脘、关元、日月、章门；3.背部：肺俞、脾俞、肾俞；4.臀部：八髎；5.下肢部：血海、阴谷、三阴交

2.甲状腺疾病（甲亢、甲低）（图 4-2-83）

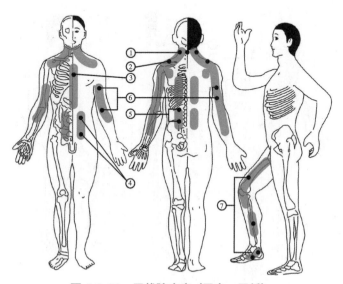

图 4-2-83　甲状腺疾病（甲亢、甲低）

1.颈部：风府、风池、天柱；2.肩部：肩井；3.胸部：膻中；4.腹部：幽门、气穴；5.背部：肾俞、三焦俞；6.上肢部：青灵、少海、臂臑、手五里；7.下肢部：血海、三阴交、水泉、照海

3. 痛风（图 4-2-84）

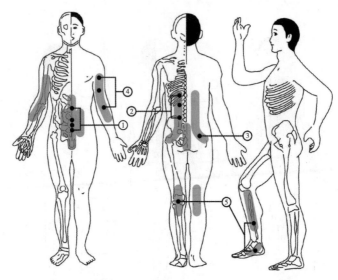

图 4-2-84 痛风

1. 腹部：阴交、气海、石门、关元；2. 背部：三焦俞、肾俞、膀胱俞；3. 臀部：胞肓；4. 上肢部：天府、侠白、尺泽；5. 下肢部：委中、三阴交、水泉

4. 内分泌失调（图 4-2-85）

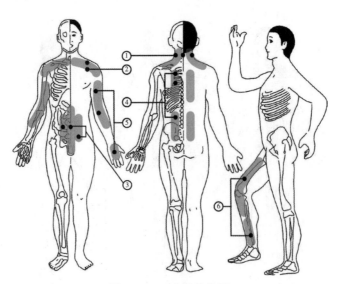

图 4-2-85 内分泌失调

1. 颈部：风府、风池；2. 胸部：中府、云门；3. 腹部：关元、气穴、天枢；4. 背部：肺俞、心俞、肾俞；5. 上肢部：青灵、少海、劳宫；6. 下肢部：血海、三阴交

（九）骨骼肌肉系统

1. 落枕（图 4-2-86）

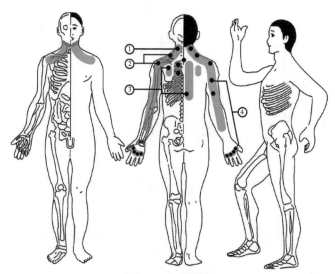

图 4-2-86　落枕

1.颈部：风池；2.肩部：肩井、臑俞；3.背部：大杼、风门、肺俞、心俞、膈俞；4.上肢部：臂臑、手
五里、八邪穴

2. 肩周炎（图 4-2-87）

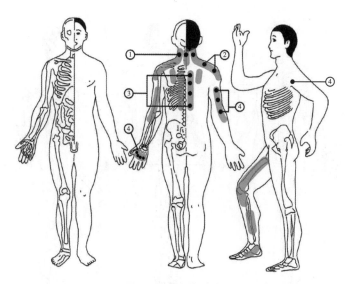

图 4-2-87　肩周炎

1.颈部：风府、风池；2.肩部：肩井、肩髎；3.背部：肺俞、心俞、督俞、膈俞；4.上肢部：肩贞、臂臑、
手五里、曲池、八邪穴、肩髃

3. 颈关节诸病（图 4-2-88）

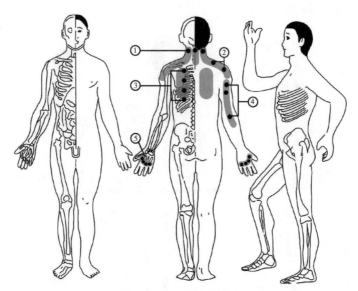

图 4-2-88　颈关节诸病

1. 颈部：风府、风池；2. 肩部：肩井、肩髃；3. 背部：风门、肺俞、心俞、膈俞；4. 上肢部：臂臑、手五里、肘髎；5. 掌背：八邪穴

4. 肘关节扭伤（图 4-2-89）

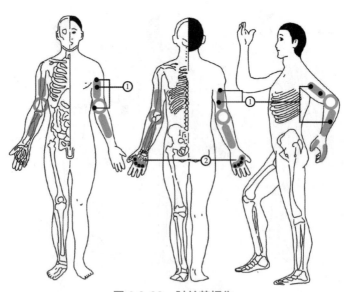

图 4-2-89　肘关节扭伤

1. 上肢部：天府、侠白、青灵、少海、曲泽、尺泽、臂臑、手五里、臑会、消泺；2. 掌背：八邪

5.腕关节扭伤（图 4-2-90）

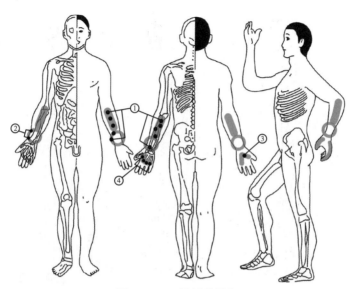

图 4-2-90　腕关节扭伤

1.上肢部：孔最、列缺、郄门、间使、内关、四渎、三阳络、支沟、外关、阳池；2.手腕：太渊、大陵、神门（轻刮）；3.手掌：合谷；4.掌背：八邪穴

6.岔气（图 4-2-91）

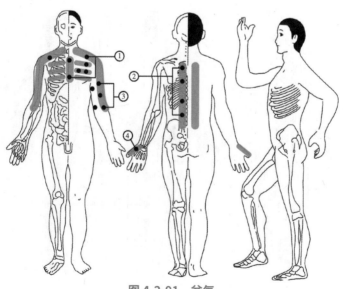

图 4-2-91　岔气

1.胸部：璇玑、膻中、彧中、库房、中府、云门；2.背部：风门、肺俞、心俞、膈俞、肝俞；3.上肢部：天府、侠白、青灵、少海、尺泽；4.手掌：合谷

7. 膝关节扭伤（图4-2-92）

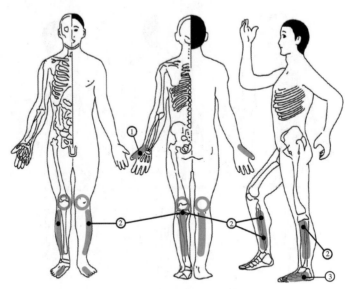

图4-2-92　膝关节扭伤

1.手掌：合谷；2.下肢部：委中、足三里、阳陵泉、阴陵泉；3.脚踝：申脉

8. 筋骨扭伤（图4-2-93）

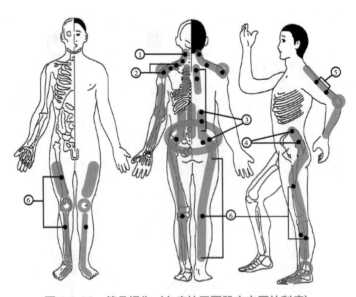

图4-2-93　筋骨扭伤（在病灶周围肌肉丰厚处刮痧）

1.颈部：风池；2.肩部：肩井、肩贞、肩俞、肩髎；3.背部：肺俞、心俞、肾俞、气海俞、大肠俞；4.腹部：五枢、居髎；5.上肢部：臂臑、手五里；6.下肢部：委中、风市、阳陵泉、伏兔、足三里、申脉

9. 急性腰伤（图 4-2-94）

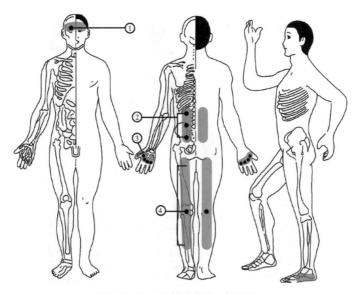

图 4-2-94　急性腰扭伤（闪腰）

1. 头面部：攒竹；2. 背部：肾俞、三焦俞、腰俞；3. 掌背：八邪穴；4. 下肢部：委中

9. 慢性腰肌劳损（图 4-2-95）

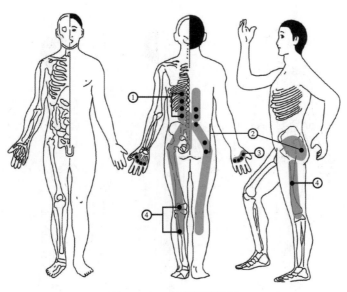

图 4-2-95　慢性腰肌劳损

1. 背部：膈俞、脾俞、肾俞、大肠俞；2. 臀部：八髎、胞肓、秩边、环跳；3. 掌背：八邪穴；4. 下肢部：委中、承筋、风市

11. 强直性脊柱炎（图 4-2-96）

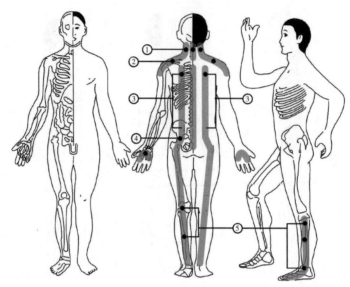

图 4-2-96　强直性脊柱炎

1.颈部：风府、风池；2.肩部：肩井；3.背部：督脉（轻刮）及全背膀胱经（随症轻重深浅刮痧）；4.**臀部**：环跳；5.下肢部：委中、承筋、阳陵泉、足三里、申脉

12. 尾椎痛（图 4-2-97）

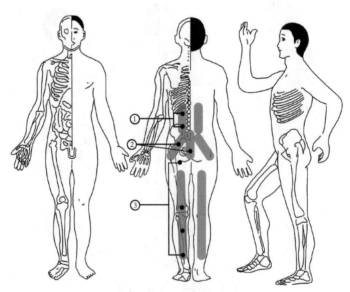

图 4-2-97　尾椎疼痛

1.背部：肾俞、大肠俞；2.臀部：次髎、胞肓；3.下肢部：承扶、委中、承筋、承山

13. 踝关节扭伤（图 4-2-98）

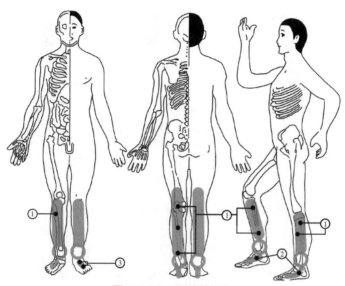

图 4-2-98　踝关节扭伤

1. 下肢部：委中、承筋、承山、足三里、三阴交、阴陵泉、阳陵泉；2. 踝部：照海、申脉；3. 足背：内庭、太冲

14. 足跟痛（图 4-2-99）

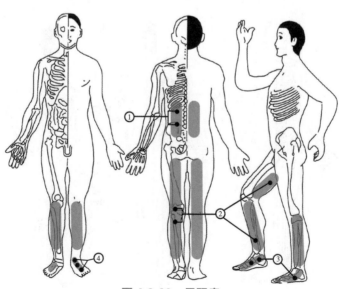

图 4-2-99　足跟痛

1. 背部：肾俞、膀胱俞；2. 下肢部：委中、承筋、至阴、三阴交；3. 足踝：太溪、照海、水泉、申脉；4. 足背：解溪、内庭、太冲

15. 脱肛、痔疮（图4-2-100）

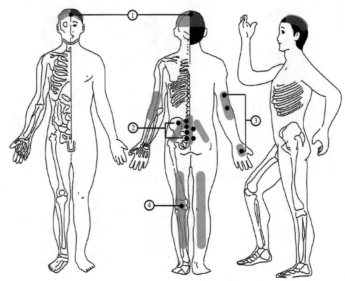

图4-2-100　脱肛、痔疮

1.头部：百会；2.臀部：八髎、胞肓；3.上肢部：臂臑、手五里、合谷；4.下肢部：委中

（十）皮肤系统

1. 荨麻疹（图4-2-101）

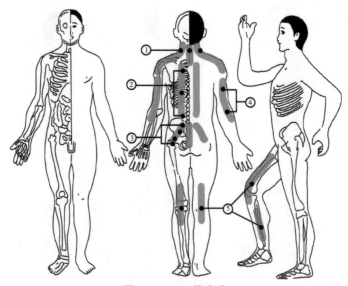

图4-2-101　荨麻疹

1.颈部：风池、风府；2.背部：肺俞、脾俞、肾俞；3.臀部：八髎；4.上肢部：臂臑、手五里；5.下肢部：委中、血海、三阴交

2.粉刺（图 4-2-102）

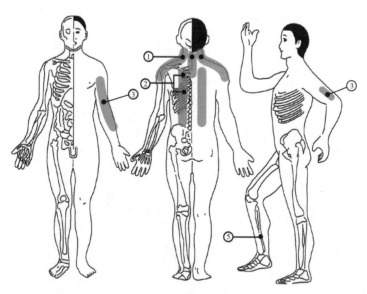

图 4-2-102　粉刺

1.颈部：风府、风池；2.背部：风门、肺俞；3.上肢部：曲泽、曲池

3.湿疹（图 4-2-103）

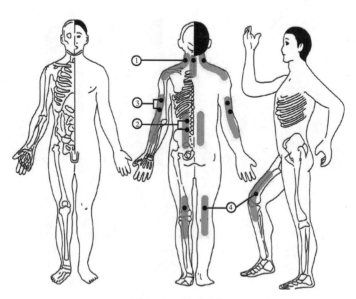

图 4-2-103　湿疹

1.颈部：风府、风池；2.背部：脾俞、胃俞；3.上肢部：臂臑、手五里；4.下肢部：委中、血海

太极双板刮痧捷要

4. 过敏性皮炎（图 4-2-104）

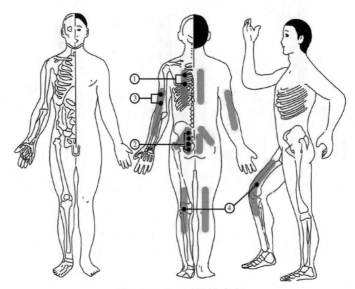

图 4-2-104 过敏性皮炎

1. 背部：风门、肺俞；2. 臀部：八髎；3. 上肢部：臂臑、手五里；4. 下肢部：委中、血海

5. 皮肤瘙痒症（图 4-2-105）

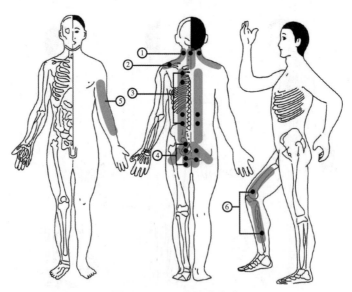

图 4-2-105 皮肤瘙痒症

1. 颈部：风府、风池；2. 肩部：肩井；3. 背部：风门、肺俞、肝俞、胆俞、脾俞；4. 臀部：八髎；5. 上肢部：尺泽；6. 下肢部：血海、三阴交

6. 疱疹（图 4-2-106）

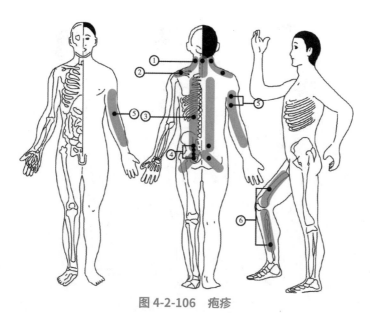

图 4-2-106　疱疹

1. 颈部：风府、风池；2. 肩部：肩井；3. 背部：脾俞；4. 臀部：八髎；5. 上肢部：尺泽、臂臑、手五里；
6. 下肢部：血海、三阴交

7. 痤疮（图 4-1-107）

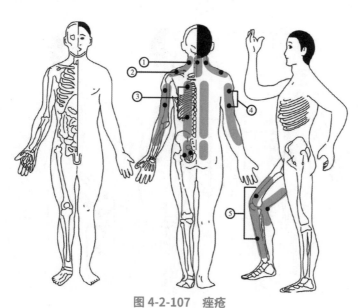

图 4-2-107　痤疮

1. 颈部：风府、风池；2. 肩部：肩井；3. 背部：肺俞、脾俞；4. 上肢部：臂臑、手五里；5. 下肢部：血
海、三阴交、阴谷

8. 黄褐斑（图 4-2-108）

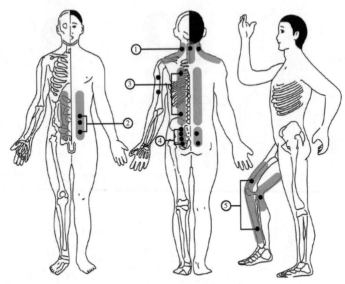

图 4-2-108　黄褐斑

1. 颈部：风府、风池；2. 腹部：天枢、水道、归来；3. 背部：肺俞、脾俞、肾俞；4. 臀部：八髎；5. 下肢部：阴谷、血海、三阴交

9. 秃发（图 4-2-109）

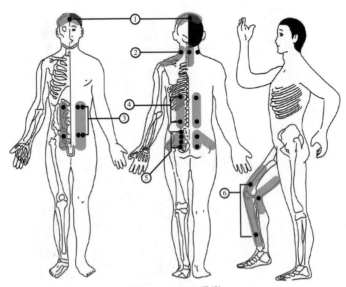

图 4-2-109　秃发

1. 头部：百会；2. 颈部：风府、风池；3. 腹部：肓俞、气穴、天枢、水道；4. 背部：肾俞、气海俞；5. **臀**部：八髎；6. 下肢部：阴谷、血海、三阴交

（十一）五官系统

1. 视力下降（图 4-2-110）

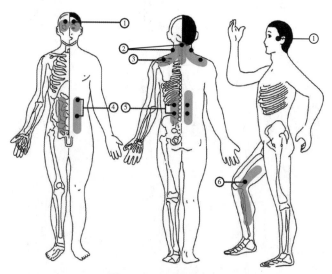

图 4-2-110　视力下降

1. 头面部：攒竹、耳和髎；2. 颈部：风池、风府；3. 肩部：肩井；4. 腹部：肓俞、气穴；5. 背部：肝俞、肾俞；6. 下肢部：阴谷

2. 青光眼（图 4-2-111）

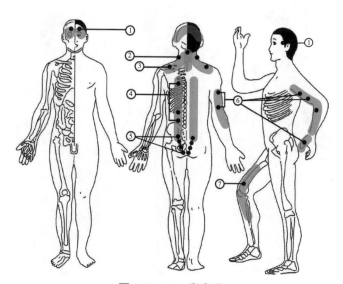

图 4-2-111　青光眼

1. 头脸部：攒竹、耳和髎；2. 颈部：风府、风池；3. 肩部：肩井；4. 背部：心俞、肝俞、胆俞；5. 臀部：八髎；6. 上肢部：臂臑、手五里、曲池、合谷；7. 下肢部：血海

3. 近视、远视、白内障（图 4-2-112）

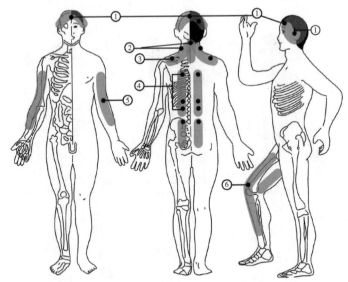

图 4-2-112　近视、远视、白内障

1.头面部：百会、攒竹、耳和髎；2.颈部：风府、风池；3.肩部：肩井；4.背部：心俞、肝俞、胆俞；5.上肢部：尺泽；6.下肢部：血海

4. 耳鸣、耳聋（图 4-2-113）

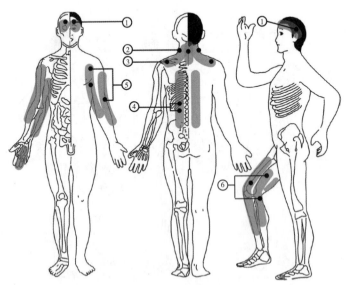

图 4-2-113　耳鸣、耳聋

1.头面部：阳白、头窍阴；2.颈部：风府、风池；3.肩部：肩井；4.背部：肝俞、胆俞；5.上肢部：天府、侠白、尺泽；6.下肢部：血海、阴包、阴谷

5. 鼻塞、流鼻水（图 4-2-114）

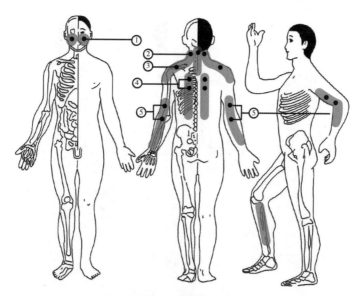

图 4-2-114　鼻塞塞、流鼻水

1. 头面部：迎香；2. 颈部：风府、风池；3. 肩部：肩井；4. 背部：风门、肺俞；5. 上肢部：手五里、肘髎、曲池

6. 流鼻血（图 4-2-115）

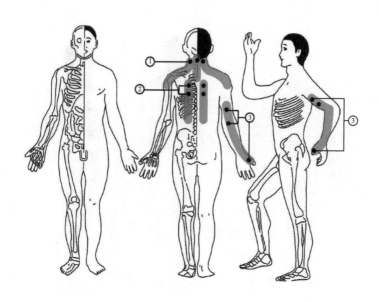

图 4-2-115　流鼻血

1. 颈部：风府、风池；2. 背部：风门、肺俞；3. 上肢部：手五里、肘髎、合谷

7. 咽喉炎（图 4-2-116）

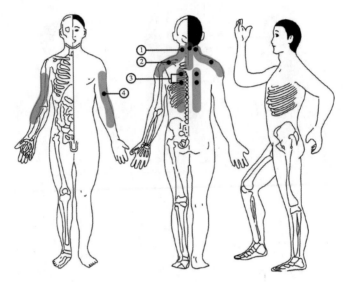

图 4-2-116　咽喉炎

1. 颈部：风府、风池、天柱；2. 肩部：肩井；3. 背部：心俞、肺俞；4. 上肢部：尺泽

（十二）养生保健系统

1. 提神醒脑（图 4-2-117）

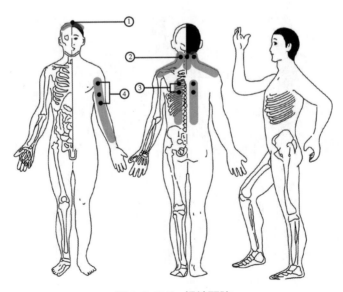

图 4-2-117　提神醒脑

1. 头面部：百会；2. 颈部：风府、风池；3. 背部：肺俞、心俞；4. 上肢部：天府、侠白、尺泽

2. 耳聪目明（图 4-2-118）

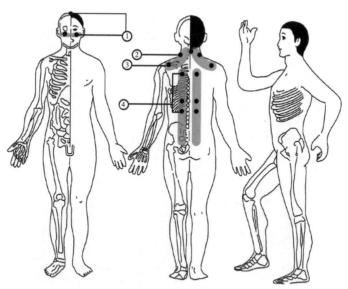

图 4-2-118　耳聪目明

1. 头面部：百会、四白（轻刮）；2. 颈部：风府、风池；3. 肩部：肩井；4. 背部：心俞、肝俞、胆俞

3. 舒眠安神（图 4-2-119）

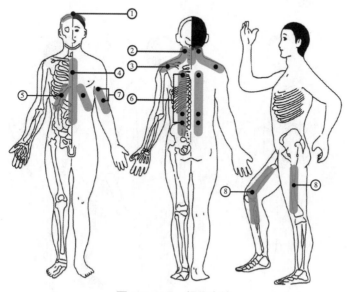

图 4-2-119　舒眠安神

1. 头部：百会；2. 颈部：风池；3. 肩部：肩井；4. 胸部：膻中（轻刮）；5. 腹部：期门（轻刮）；6. 背部：心俞、脾俞、肝俞；7. 上肢部：天府、侠白；8. 下肢部：血海、风市

4. 调理脾胃（图 4-2-120）

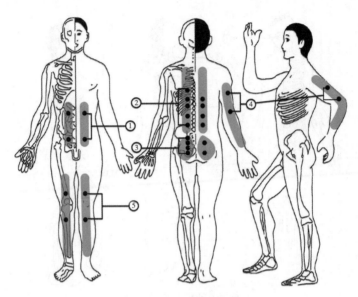

图 4-2-120　调理脾胃

1. 腹部：幽门、气穴；2. 背部：肝俞、胆俞、脾俞、胃俞、三焦俞；3. 臀部：八髎；4. 上肢部：臂臑、手五里；5. 下肢部：伏兔、足三里

5. 舒肝利胆（图 4-2-121）

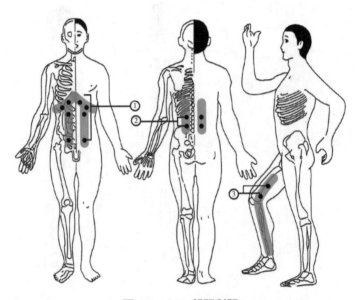

图 4-2-121　舒肝利胆

1. 腹部：幽门、气穴、日月、京门；2. 背部：肝俞、胆俞；3. 下肢部：阴包、曲泉

6. 解酒醒酒（图 4-2-122）

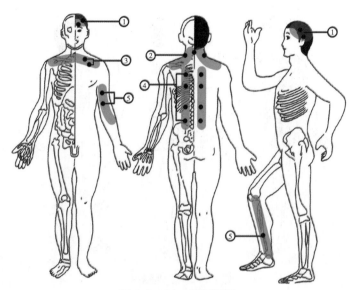

图 4-2-122　解酒醒酒

1. 头面部：头维、率谷；2. 颈部：风府、风池；3. 胸部：中府、云门；4. 背部：肺俞、心俞、肝俞、胆俞；
5. 上肢部：天府、侠白；6. 下肢部：三阴交

7. 辟邪排浊（图 4-2-123）

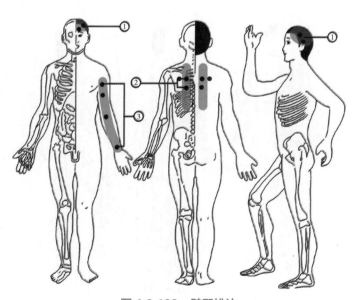

图 4-2-123　辟邪排浊

1. 头面部：率谷、头维；2. 背部：心包俞、心俞、膏肓俞；3. 上肢部：天府、侠白、尺泽、神门（轻刮）

8. 增强精力（图 4-2-124）

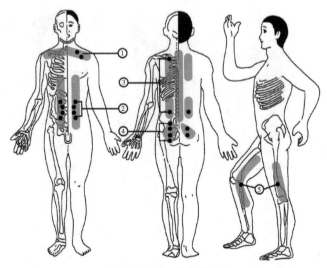

图 4-2-124　增强精力

1. 胸部：中府、云门；2. 腹部：肓俞、气穴、天枢、水道；3. 背部：全背督脉（轻刮）、心俞、肾俞；4. 臀部：八髎；5. 下肢部：阴谷、风市

（十三）美容美体系统

1. 健胸（图 4-2-125）

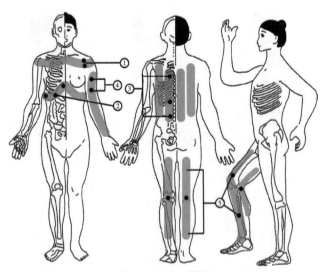

图 4-2-125　健胸

1. 胸部：中府、云门；2. 腹部：期门、章门、京门；2. 背部：肺俞、脾俞、肾俞；3. 上肢部：天府、侠白；4. 下肢部：血海、三阴交、阴谷、委中

2. 消除蝴蝶袖（图 4-2-126）

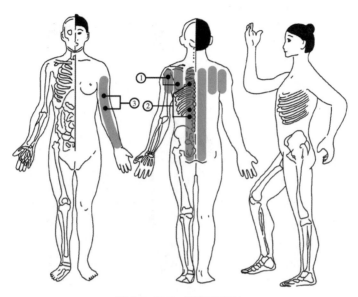

图 4-2-126　消除蝴蝶袖

1. 肩部：肩贞、天宗；2. 背部：肺俞、脾俞、肾俞；3. 上肢部：天泉、曲泽

3. 瘦腰（图 4-2-127）

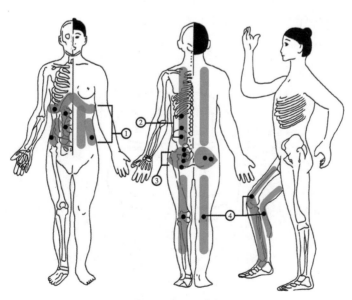

图 4-2-127　瘦腰

1. 腹部：腹哀、腹结、章门、带脉；2. 背部：肾俞、气海俞、大肠俞；3. 臀部：八髎、胞肓、环跳；4. 下肢部：委中、阴谷、血海

4. 提臀（图 4-2-128）

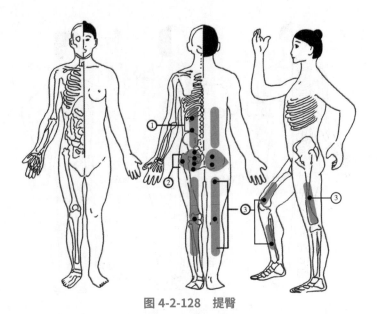

图 4-2-128　提臀

1. 背部：肾俞、大肠俞；2. 臀部：八髎、胞肓、环跳；3. 下肢部：血海、三阴交、承扶、委中、风市

5. 面部刮痧（图 4-2-129）

（1）依图示意之方向，以单板或双板进行刮痧。

（2）力量一律宜轻探浅刮，痧板浮于肌肤之表面。

（3）轻穴则采用点刮。

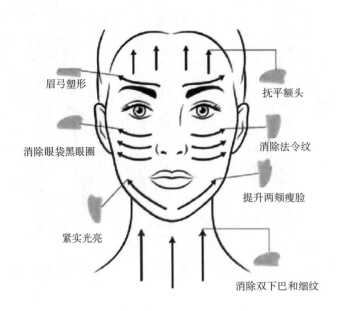

眉弓塑形

抚平额头

消除眼袋黑眼圈

消除法令纹

提升两颊瘦脸

紧实光亮

消除双下巴和细纹

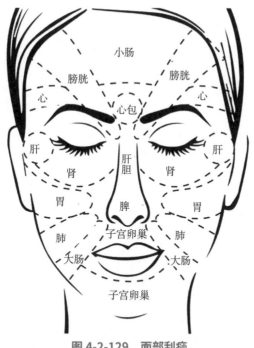

图 4-2-129　面部刮痧

● **本章小结** ●

　　凡刮痧，以病灶取穴居多，部位大，可宽可窄，可长可短，可圈可点，痧板形状无论殊异，一旦经全息辨证，选定经脉、部位，几下刮拭，痧象即显，再经几下，痧或聚或散，或片或块，或平或凸，病灶一目了然，施治了若指掌，临床之部一百个以上案例，大都反复验证，读者可以临证查对，方便应用。

第五章

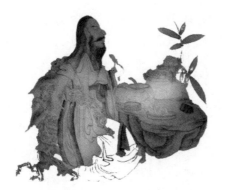

师承之部

全息刮痧大师　　张秀勤教授
浊毒排除理论　　李佃贵教援
经穴归元功　　　谢天秀博士
全景脉学诊断　　罗愚教授
韩子经络　　　　韩子教授

概 要

　　天下至大，世常有良医，唯机缘难遇。

　　笔者临床每遇一症，日不得解，夜则默坐苦思，直至天色大白，仍一无所得。虽上网搜寻，然而信息海量，或简而多阙，或繁而多讹，仿佛深夜暗航，漂流大海，不知何日何时登岸？

　　幸得师承指导，惠我良多。诸位大师，对于医学探原，各有精义，医术尤有卓识，无论辨证用药，针灸按摩，医易哲理，导引气功，备急扶危，方法经验，阅历既久，临证更众，心又慈祥。明师们既有授受之心，弟子我自当虚心受教，并善尽格致之功，今专列于本章《师承之部》，以便大家亦能探窥医学之奥义。

第一节　全息刮痧法

　　创发人，张秀勤教授，全息刮痧及全息经络刮痧美容健康法的创立者。现任中国民间中医医药研究开发协会专家委员会委员、首席刮痧专家，中医刮痧专业委员会终身名誉会长，中国医疗保健国际交流促进会亚健康专业委员会首席专家，国家中医药管理局中医刮痧师专业专家委员会委员，《中医刮痧师》教材编委，国家职业技能鉴定质量督导员、师资及考评员，国家劳动部保健刮痧师职业技能定标专家及教材编委、师资及考评员，湖北省中医院张秀勤刮痧工作室特聘专家，河北省中医院张秀勤刮痧工作室教授，湖北荆门中医院张秀勤刮痧工作室特聘专家，捷克中医学院客座教授。

一、概述

　　张秀勤教授从医50余年，术业专攻，致力于刮痧疗法研究、临床与普及30年，探究刮痧的底蕴，深挖刮痧的潜力，精研刮痧之术，承古创新，于1995年创立了全息刮痧法和全息经络刮痧美容健康法。张秀勤中医全息刮痧法颠覆了人们对传统刮痧的认知，具有减痛舒适、刮痧部位少而精的特点，用中医理论辨证施刮，具有诊断、保健、美容、治疗多种作用，能在方寸之内诊测健康的个体化状况，精准刮痧，并能用中医全息舌诊即刻验证刮痧疗效，老少虚实皆可适用，效果显著，并具有简便易学的特点。

　　张秀勤教授应邀在中央电视台《健康之路》、《夕阳红》栏目和各省市电视台累计做中医养生及刮痧电视节目400多期。多次应邀赴香港地区、台湾地区，马来西亚、新加坡、新西兰、捷克等传授刮痧疗法，被誉为全国刮痧界的领军人物、"刮痧泰斗"、"美容保健刮痧第一人"。

　　张秀勤中医全息刮痧用中西医理论、生物全息理论诠释刮痧之道和刮痧之术。根据中医整体观念、气血津液、八纲辨证等理论，首次提出刮痧疗法以"改善体内大、小环境"为特点，用气血津液"三虚"、"三浊"理论分析病因、病机，指导辨证刮痧；以经络学说、生物全息理论选取刮拭部位；以气血津液"三足"、内环境"三无（浊气、浊水、浊血）"做判断健康状况的标准和刮痧疗效。

　　中医全息刮痧将刮痧的作用细化为诊断、治疗、美容、保健四个系列，总结出各自的理、

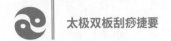

法、方、术，扩大了刮痧疗法的临床应用，增强了疗效。

个体化精准辨证刮痧：用中医理论分析，指导刮痧诊断，调理脏腑气血津液，个体化、精准刮痧提高了疗效，并能用中医全息舌诊即刻验证刮痧效果。

张秀勤中医全息刮痧术分为三级：一级为舒适减痛的身体刮痧术，二级为美白祛斑不留痕的微整形面部美容刮痧术，三级为四两拨千斤的全息三维精细刮痧术。规范操作，可舒适减痛，更新了人们对传统刮痧的认知，更适合现代人体质和需求。

二、基本刮法

1. 调气血

快刮调动气血（三分力），超过 80 下 / 分。

看皮色判断何处气血易于调动，"红"是血脉瘀滞，"皮色不变"乃气血不足。

2. 标病位

督脉刮：定压刮督脉（五分力），50 下 / 分。

短距离，出现不平顺，看是面疼还是点疼（定位置，经络穴位）。

3. 找硬结

再用两个角刮夹脊穴（五分力），找到僵硬处。

4. 查脏腑

再刮膀胱经（五分力），以整个边缘接触内外两条膀胱经刮之。

1/2 边接触，遇有阳性反应，则改变角度和手法。

5. 实证刮

泻法，用于宣泄三浊，45°角，压力大一些，速度慢一些；出痧，毛孔张开。

6. 虚证刮

（1）面刮：局部的补刮法，温度升高。皮不动肉动，板不离开皮肤。

（2）点刮：刺激一个穴位，让经气传导到经脉脏腑。平面按揉，平贴（角度）60 ~ 80 次 / 分速度，先三分力慢慢到五分力或六分力（胖人八分力）；垂直按揉，压在皮肤上，前后移刮痧。

7. 虚实兼证刮

（1）虚多实少：先补后泻，先按揉再 45°角刮。

（2）实多虚少：先 45°角刮，再按揉。

以上为基本刮痧法，下列特殊刮法内容大致分为：益气，温阳，活血，行气，化瘀，散结，松解肌张力，舒筋，减痛，经络美容养颜等各类项。

三、刮痧技术

1. 补气养血刮痧术

"气血虚证"以轻手法激发活力，宜慢速，采用平面垂直按揉，三点一线不离肤。

"阴阳经脉"则平面垂直同时按揉，凡遇骨缝有筋，如内关、外关、阳陵泉、阴陵泉，则垂直按揉，力度不宜太大，得气即轻力。

"补气血"则多以平面按揉为主。

2. 温通刮痧术

凡"气血两虚，风寒湿邪于人"，皆采用摩擦法、边面接触，先浅而轻快，再从皮到肉且边揉边刮，产生温通，稍快而面大，再逐渐增力。

温通刮痧结合按摩、艾灸祛风散寒：风寒者结合闪罐，体寒较重者坐罐，阳虚者，时间 5 分钟即可，加艾灸，风寒湿较重者可适当延长，内热者坐罐时间长些。

3. 活血刮痧术

气虚血瘀：①无结点，乃气血流缓动，采用压力大点之推刮慢刮。②结点已经去掉者乃气虚而血瘀较轻，采用距离长、段段连贯、角度小之快刮。

4. 清热解毒刮痧术

凡"热证，实证，瘀证"皆用面刮法、边刮法、推刮法平补平泻，或泻法，用如此手法出痧甚快。

5. 化瘀散结刮痧术

"气结"胀痛，"浊水结"虚痛，"血结"刺痛，"痰湿结"痛轻，"筋结"痛而硬重。"软结"不蛮刮，"硬结"推刮力度稍大些，"痰湿结"则往津液流动方向点刮。

6. 散结理筋解痉刮痧术

"以水松土法"：调其气血津液，以柔克刚，破结软坚，松肌之痉挛。

"层层推拨法"：由轻到重，层层加力，层层剥开，解筋之纠缠。

"拔罐刺络法"：两法结合，先调动病灶四周气血，松其肌，软其坚，而血瘀之深处则拔罐刺其孙络。

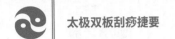

7. 经络美容养颜刮痧法

分五官为皮、脉、肉、筋、骨,"皮宜摩,脉宜推,肉宜揉,筋宜拨,骨宜压",一律轻刮、慢刮,其中另含有专业细致严密之全套程序。

张教授著的《中医全息经络刮痧法》博大精深,理论架构完整,教案教程循序渐进,易学易传,得以通行天下也。

第二节　浊毒理论

创发人,李佃贵,教授、主任医师,博士生导师。中医浊毒论创始人,全国劳动模范,第三届国医大师,中国中医科学院学部委员,全国首届中医药高校教学名师,全国中医药杰出贡献奖获得者。国家卫计委临床重点专科(脾胃病科)主任,国家中医药管理局浊毒证(慢性胃炎)重点研究室主任,国家中医药管理局重点专科(脾胃病科)、重点学科(中医脾胃病学)主任。中华中医药学会常务理事兼李时珍研究分会名誉主任委员,脾胃病分会副主任委员。中国中西医结合学会理事,中国民间医药研究开发协会学术专业委员会主任委员,世界中联浊毒理论研究专业委员会会长。曾荣获"中国医师奖"、"中医传承特别贡献奖"、"李时珍医药创新奖"、"全国老科协突出贡献奖"等多项荣誉称号。

李佃贵教授医术专精,仁心仁术。在临床实践中,他发现,相当一部分胃癌、萎缩性胃炎用常规方法治疗效果不彰,病人都舌苔黄厚黏腻,大便黏腻不畅。中医认为癌症乃毒邪所致,遂"以毒攻毒"。李佃贵得到启发,认为胃癌、萎缩性胃炎在不同阶段、不同病人中属于"浊毒证",用化浊解毒的方法进行治疗,效果很好。

李教授总结出了"疏肝和胃、活血祛淤、解毒化浊、健脾和胃"四步调胃大法,总称为"化浊解毒"治疗方法。临床证明,此法治疗萎缩性胃炎伴肠上皮化生或不典型增生,有效率高达90%以上,打破了"胃癌前期病变不可逆转"的理论束缚,为纯中药制剂治疗慢性萎缩性胃炎、癌前期病变提供了崭新的思路。国家中医药管理局在他所在的河北省中医院成立了全国首家"国家中医药管理局慢性胃炎浊毒证重点研究室",使该医院成为中医中药治疗消化系统疾病的重要科研基地。

一、概述

本理论之医理为"细胞环境改善论",医技为"汤药之法"。

《灵枢》云:"气之不得无行,也如水之流,如日月之不休……莫知无纪,终而复始,其流溢之气,内灌脏腑,外濡腠理。"人之气血无论"内灌脏腑"、"外濡腠理"皆运行于经络,"如环无端,终而复始",而其"常为津液,偏为湿邪,浊血浊毒",故应以对证之治而排其浊毒。

李教授提出的"浊毒"理论如下:浊毒乃物质,以气态、液态和固态三种形态存在,并相互转化。"浊毒"可以以上述任何一种形态存在,以"其气之浊,聚湿而成痰,积浊既久且深则成瘤","故百病皆生于痰",乃有形之浊毒,又为无形之浊毒,天下万物,"莫不为害,莫不为利"(《吕氏春秋·尽数》),利和害互为根本,彼此依存转化。人体的精微物质,如血脂、血糖,在正常情况下对人体有利,然"亢则为害,过犹不及"。故"浊毒"一词含有辩证观念,古文中"浊"与"毒"均有善、恶两方面意思。故浊有生理之浊,又有病理之浊,乃"清浊"、"正邪"、"善恶"、"阴阳"之转化而已。

确立浊毒之证而治之,《说文解字注》谓之"兼善恶之辞。犹祥兼吉凶,臭兼香臭也。"可以理解为,浊毒具双重属性,它既是指人体的精微物质,在某种情况下,又成为损害人体的致病因素和病理产物。临床上,浊毒通常是指对人体脏腑经络及气血阴阳均能造成严重损害的致病因素,同时也是指多种原因导致脏腑功能紊乱、气血运行失常,机体内产生的代谢产物不能及时排出,蕴积体内,化生为病理产物。而一组或几组证候群,则称之为浊毒证。

二、捷要

1. 刮痧将病"从阴引阳"解症于浊毒阴阳未定之际,乃以"外治",而"治其未病"颇亦合大师排浊之理。

2. 观其痧象之红黑散聚,亦可判其浊毒之浓黏凝聚,以"散其痧毒治其于未病"。

第三节　经穴归元功

创发人,谢天秀博士,1949年生,广东省汕头市人。美国德克萨斯大学自然疗法博士,双鹤企业股份有限公司董事长，中国中医药管理局中医师，世界国际健康管理学会教授，世界手法医学联合会常务理事，中华微生物文教基金会董事，国医大师韦贵康之台湾地区弟子，习医理、针灸、整复、腹针，得大师之精义。2012 年被世界手法医学联合会评选为优秀名师，2016 年荣获世界传统中医药突出贡献奖。谢博士为人亲切，言语平和，常悠游于世界各地。演讲内容常涉及中西医道，儒释道佛，人生哲理，简洁有力，深入人心。博士独创之"经穴归元养生功法"，功源有据，功理严谨，练功容易，功效又好。

本书经博士同意，将《经穴归元养生功》书中最核心的三大功法载录，共享以佳惠世人。

一、概述

天地初生之始，浑然元气一团，无以名之，是乃太极，后分天地，已生两仪，化成万物，人居于天地之间，吸天之气，受日之光，地有地磁，又生五谷以育民，故曰："天地人三才"，又曰："归元"，回到"自然而然"之境界乃"归元养生功"之义。本文所述之功法，融合导引按摩、气功吐纳和心灵修行，谢天秀博士以一套独创的简单动作，教我们如何先启动任督二脉，接着全部打开十二经脉和奇经八脉，运转大小周天。功法兼备了"辨证、解症、养生"三大功能，只要天天练习三十分钟，就可以强化心肺，开脾健胃，提升活力，强筋健骨，增进健康，添寿长命。

二、摘要

《庄子刻意篇》云："吹呴呼吸，吐故纳新，熊经鸟伸，为寿而已。此导引之士，养形之人，彭祖寿考者之所好也。"前两句讲的是呼吸的方法，后两句讲的是运动的方法，所谓"导气令和，引体令柔"，可见导引有呼吸的内运动和肢体的外运动。"外动引内气"、"内气带外动"是为"静姿"与"动势"，本功法以人之"本体"动静平衡，既是导引又是运动。

三、功法机制

1.能量对应
脊椎与督脉相对应，统辖中枢神经系统，两侧的膀胱经与自主神经系统相对应，统辖五脏六腑一切相关的功能活动，所以脊椎活动很重要！

2. 核心动能

通过功法俯仰、侧转和旋转躯干，上半身产生"离心力"，人仿佛要往天上飞去，但又飞不上去，因为下半身被地心引力牢牢地吸住，产生了"向心力"。

3. 恒定状态

两种力量的冲击和融合，就在核心的腰部。由于人体是一个密闭的系统，此时既不离又不聚，力场瞬间集中在丹田之中，体腔内的五脏六腑，甚至每一个细胞、组织、血脉、津液全部稳定在"恒定现象"之中。

四、三大功法

1. 天地合一

俯仰、伸展脊椎，俯仰时，任、督二脉，前后上下贯通。

心想："人俯仰于天地之间"。

常念：敬拜（爱）天地，孝顺父母，尊敬师长、兄弟姊妹、邻居、同学、同事、朋友。

功效：功法有屈有伸，有仰有俯，这些动作有效地拉开了椎板间的距离，使有时因为姿势不正确而受到压迫的脊椎神经得到了放松，背部肌群也得到伸展和放松，腰酸背痛，还有与自主神经过度紧张相关的问题也都得到了缓解和改善。

前任后督，包含了人的上焦、中焦和下焦全部的机能，都受到任脉督脉的调控。上焦（模膈膜以上），治一切心肺功能的毛病，例如：头痛、头昏、心悸、失眠、血压的高低、胸闷、咳嗽等。中焦（模膈膜以下肚脐以上），治一切消化功能的毛病，例如：胃痛、胃下垂、胃炎、便秘、腹泻、胆囊炎、胆结石等。下焦（肚脐以下），治一切排泄生殖功能的毛病，例如：月经不顺、不孕症、阳痿、性冷感、频尿、闭尿、少尿等。

我们把功法所能解症的毛病再汇总如下：

任脉有下列病候：遗尿、遗精、腹胀痛、胃痛、呃逆、舌肌麻痹、各种疝气病、女子带下、女子小腹结块等症。

督脉有下列病候：腰痛、遗精、白带、气喘、癫痫、聋哑、头痛、脊柱强直、角弓反张。

2. 左右太极

侧转脊椎，侧转时，任、督、冲、带、阴跷、阳跷、阴维、阳维脉等奇经八脉也接着开展了。甩手，拉开胸部和背部肌肉，吸入清气、吐出浊气，"吐故纳新"，使血液中充

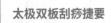

满氧气和养分，活化内脏。

心想："吐故纳新"。

常念："心量广大，福报大大！"敞开胸怀，福报回向。

功效：

（1）提升心肌活力，调整血压，改善心血供应不足和全部肌肉的疲劳，使整个人变得神清气爽，促进包括淋巴系统在内的全部循环系统，同时能影响并调整胸廓的正常收缩节律，呼吸会顺畅很多。

（2）因为心血射出有力，供血充足，而且呼吸通畅，氧气自然饱和，浊气自然排出，毛细孔张开，汗水排酸，所以肌肉恢复了弹性，皮肤也变得很光亮。

（3）转身同时会拉伸腹部和腰部的肌肉，身材体态会变得轻盈结实。由于腰际有奇经八脉的带脉环腰一周，又会拉伸大腿外侧的胃经、胆经和内侧的脾经、肝经以及肾经，如此一来会产生脏腑之间能量的侧向串流，形成肝胆相照，脾胃相通，肾水膀胱之间的协同作用，有助于先天之气和后天之气的沟通。

3. 阴阳调和

旋转脊椎，旋转时，十二经脉、奇经八脉，里里外外、上下左右、经气全部串流活跃。

第三招"阴阳调和"环绕在腰际的"带脉"，调整上身的"阳"及下身的"阴"，"阳"代表旋动的力量；"阴"代表稳固的力量。此时把上身先慢慢调低，双手挥动，调整"带脉"，带动"带脉"，平衡阴阳。身体必须要慢慢往下弯，借由动作，调整心态。

心想："谦和"。

常念："谦虚，我要谦虚；谦虚，我要谦虚。"培养谦虚心态，广结善缘。

功效：

（1）脊椎之动可以前屈、后仰、侧屈、旋转、环转，而"阴阳调和"是一套相当复杂的动作，但奇妙的是，它又是那么的不勉强又自然的协调。那是因为：脊柱和它相关的附件之间，始终存在着一种动静平衡的关系。

（2）椎体、附件、胸廓、骨盆通过椎间盘维持了静态平衡，是"内源性的稳定"。这个原型架构即使没有了肌肉，脊椎依然挺立，不会崩解，而附着于椎体的肌肉和韧带则维持了动力平衡，是"外源性的稳定"。

（3）当我们运动起来的时候，肌肉、韧带、筋膜所共构的经筋系统，则依据功法所产生的每一个动作，包括前屈、后仰、侧屈、旋转、环转等，在十二经筋的结聚之间将劲力完全吸收缓冲，然后再瞬间重新释放。

（4）身躯重心定力于足之涌泉，以阴维、阴跷两脉维系足三阴脉之气，以阳维、阳跷两脉串流足三阳脉之气，两气出于冲脉，劲转于腰际带脉，俯仰之间，将深聚于神阙、关元、命门、丹田之经气，送达中脘，宣发于胸之膻中，而同时颈椎之自然伸展，经气已入大椎，聚于两风池，抵风府，升华至巅顶之百会穴，至此，依前胃经、侧胆经、后膀胱经之路径，三花聚顶，正气如瀑布般内外冲刷，而通过手的摆动，膻中之气亦同时上运至两肩井穴，肩关节稍一转动，气即灌注至手三阴、手三阳脉。至此，十二经脉、奇经八脉全部开通，气息周流，如环无端，即是"大周天"运转。

五、功法功效

1. 功法会带动全部的躯干和上半身的活动，产生一种"离心力"，整个人仿佛要往天上飞去，但又飞不上去，因为下半身被地心引力牢牢吸住，产生了"向心力"。而两种力量的冲击和融合点，就在核心的腰部，前为"神阙穴"，后有"命门穴"，道家称"丹田"之所在，就像一个暖烘烘的炉子，或者说就像一个永动的发电机，不停地在内部转动。

2. 由于人体是一个密闭的系统，转动力形成一股力场，既不离又不聚，力场瞬间集中在丹田之中，此时人体腔内的五脏六腑，甚至每一个细胞、组织、血脉、津液全部稳定在一种西方医学所说的"恒定现象"之中。

3. "恒定状态"是人最健康、最自然的状态。人因为生活不规律，往往会偏离这种恒定状态，会渐渐产生病变。此功法可以把一切人体内部越位的、偏离的、萎缩的、膨胀的、冷的、热的、纠结的病态全部慢慢调回去，人就恢复了健康。

4. 人一旦能维持住"恒定状态"，与生俱来的自然疗愈能力也就恢复了，练这种功法可以调整一切病态，使人恢复元气、充满活力。

六、捷要

1. 刮痧前先练一遍三大功法，表皮循环微血管扩张，此时只要轻轻刮痧，即可出痧。

2. 刮痧当日，睡前练功三遍，体内至体外，全身气血畅通，有冲刷排酸出汗的效果，练后全身轻松，极易入眠，隔天醒来神清气爽。

3. 平常练此功法时，每天早晚各三遍，并配以穴道按摩拍打，身心灵和谐平静，可保长寿健康。

第四节　全景脉学诊断

创发人，罗愚老师，陈士铎医学体系的研究者，传承者和实践者。

罗愚，乃三代中医世家，家学渊源，天资聪慧，心性质朴，行止逍遥，颇有老庄古风，加以学习武功，内外兼修，功底深厚，自十余之岁起，即能点穴按摩，又谙中草薄贴，汤药方剂，气功导引，悟通天理，预断生死玄机，诊治救人无数。罗教授并担任雨之堂品牌首席专家，北京中医药大学特聘临床专家，世界中医药学会联合会肿瘤外治常委，英国针刺专业委员会顾问。基于陈士铎医学体系及传承，建立先天精络论。擅长诊治生殖与内分泌系统疾病，以及儿科、肿瘤、肝系、肾系涉及先天精气异常的疾病。开设湖北第一家中医胎停育门诊，是武汉地区门诊量最大的中医专科之一，另设有多囊卵巢工作室、男科工作室、不孕不育工作室、儿科工作室、脾胃工作室和脑肾病工作室。

一、概述

传统脉学，无论张机之《伤寒论》、《金匮要略》或王叔和之《脉经》，甚至李时珍之《濒湖脉学》皆为主观随机之描述，由于简略几句，仿佛淡墨山水，局部游移，无法全面精确地去掌握。对此，罗师先以意象化和要素化说明传统脉名的描述方式，再分析其不足之处，最终以当代指感及物理要素融在一处的混合表述法加以补全，如此可让诊脉者能摸得到搏动感，并感受到脉的波动、血流、管体和周围的组成，甚至大小结节等病态全部共构所产生的完整脉象展态。"全景"强调，凡诊脉宜充分感受其触技，全面描述其指感，分析其结构，详述其波型，调控其指力，摸索其病态，此是转触觉为视觉，化视觉应于心，最终使心印证于脉书，如此脉诊遂有一全面景象之呈现。

二、捷要

1.领悟古典脉诊精义，提出全景脉学新境界

古之脉诊常有"心中了了，指下难明"之叹！罗愚大师创建了可触、可感、可具体描

述之"全景"诊脉触技法。经过长期耐心细致而且大量的临床实践，析理脉型，从粗趋细，又细化再精，既能宏观又能微观，可以说是"神形并重"。他将当代指感及物理要素融在一处，混合表述，可以说是"化虚为实"。他融合中西医学，仔细描述脉象，使脉形的层次、脉波的动荡、指技的触感和指劲的压力更加全面，可以说是360度涵盖的"全景实境"。如此一来，诊脉者能摸得到搏动，并感受到脉的波动、血流、管体和周围的组织，甚至大小结节等等病态的全部共构，从今往后，医者诊脉得以触控完整的脉象展态，为脉学的描述和触技的应用指明了崭新的发展方向。

2. 提出了"药方体系"的精辟用药法则：务求脉病对应相合

诊病时"脉—病—证"三者合一，然后提供有效的药方体系。此法先以"阴阳尺部脉诊法"诊病，然后采用大小剂量的"两段用药论"用药，这是一种"补肾水"及"肾火"的根药法则，可以将方证和病机有机融合。亦是兼顾"先天之本"、"后天之本"的道医思想，与内经"上工治未病"异曲同工，亦即以"阴阳尺布脉诊"来提示"方药体系"的运用。

其法：先通过"尺部脉象"诊断病证，诊断"先天阴阳"、"水火"、"命门"的消长出入，并重视奇经八脉和奇恒之腑的生理、病理变化。

其内容特色乃是病种之分型分类：例如通过儿科的鼻敏和抽动、多动，预防成年后的精神障碍，诊察先天精气治疗男女科生殖内分泌系疾病，此外，外科坏疽的内服治疗，皆是"人无我有"的独门特色。而"人有我新"的部分，则是"后天脾胃"的新解，此与带脉和目前脑科学领域关于脑肠现象不谋而合。

除了广义的先天肾中阴阳，罗师更突出了狭义的生殖阴阳消长。他主张男女尺脉左右相反，男子左脉主肾中先天阳气和生殖之阳气之消长，主火，又主子处、大肠、膀胱无形之气化。右脉则主肾中先天阴精和生殖之阴精的消长，主水，又主子处、大肠、膀胱有形之物的排泄。女子与男子相反，左阴右阳。凡诊断涉及的内容，包括现代妇科有形之经、带，甚至排卵的生理、病理，皆作脉象估计，而男子精气的饱满与漏、遗，包括现代医学有形之物的消长，如不射精和逆行射精，亦皆作仔细的脉象估计。

以上都是"全景脉学"与现代医学理论相互融合足以共创新中医学的契机与前瞻。

3. 全心投入全景脉学多元体系平台的架构

罗师念念不忘的是他对学子的企盼，他希望能结合同界，达成重要的四大课题：

第一，将中医经典中特别是脉诊的古文体，转换更为清晰明白的具象文字；

第二，从累积的古今医典医案素材中，厘清出大量而有效验的智慧结晶；

第三，有规划地全面征求探寻民间宝贵的中医古经典和医案；

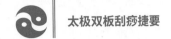

第四，架构各型融合中西医学的临床教学平台。

实乃今人研习脉诊之大幸也！

第五节　韩子经络

　　创发人，韩子教授，1952 年生，台湾地区当代经络按摩大师，首位尝试结合东方草本及西方芳疗之理论家、执行家及调配家。其手技朴素无华，极具实效，临床经验荟萃成"韩子经络"。内容融合东西方经验，绽放经典魅力，曾于各大学首授"芳香经络学"，其汉方精油调配成方已为各界广泛采用。他创立了"养生人文技术学院"，并将台湾地区 20 年来经络美容之亮点疗程辑成技术应用手册，其课纲架构严谨，教程清楚明白，咨询辨证有理有据，结合专业手技，疗程规划确以实效为主。韩子现任交大专利开发策略中心经络医学展态研究计划主持人，与科技界、医界、养生界、美容界人士进行跨领域合作，并提出各项优化方案，为中西医养美融合之引领者。

一、概述

　　韩子习哲学，谙易经，每常言："溯古至今，中医术专主针法方药，而按摩之传阙如，惜哉。"遂约成一业，继以开班授课，聚成学堂。并曾经营书店 4 年，所藏医书颇多，皆为文史哲医专著。常勉励学生多读医经，临症方可引伸触长，临机应变，除王冰《素问》、《灵枢》之外，可多读杨上善《太素》，吴中梓《内经知要》，滑寿《十四经发挥》及皇甫谧《甲乙经》。韩子言："凡阴阳变化，脏腑经络，气脉流注，病能病机，治则治法，身形图考，认症定穴，皆本之于此，阅者可藉之窥见医道会归之源，进而推衍增益，而得其要。"

二、捷要

1. 辨证之术

韩子遵经义"望闻问切，四诊参合"，为方便大众学习按摩，以"穴位辨证"代替脉诊，所探之穴，不论五募八会五俞十二原，八脉主穴。

肺取中府、云门、尺泽、少商。

大肠取臂臑、曲池、合谷、商阳。

胃取缺盆、伏兔、厉兑。

脾取大包、箕门、血海、商丘、三阴交。

心取极泉、少海、少冲。

小肠取少海、少泽、小海、肩贞、天宗、天窗、天容、听宫。

膀胱取攒竹、承光、玉枕、天柱、风门、膏肓、五脏六腑之俞、次髎、委中、承筋、申脉、至阴。

肾取水泉、大钟、阴谷、俞府。

心包取天泉、曲泽、劳宫、中冲。

三焦取翳风、肩髎、消泺、阳池、关冲。

胆取阳白、率谷、头窍阴、风池、渊腋、京门、带脉、环跳、风市、丘墟、足窍阴。

肝取太冲、阴包、章门、期门。

以上诸穴，名虽依附各经，实则经脉串流，经穴通气，所谓"气流注，如环无端"，宜配合手法，若不得气则开之，得气后则行补泄调之，使经气沟通，并依症先归经，后取穴，非仅依照穴名而徒记病名用之。

2. 开穴之术

韩子曰："按摩者皆言认穴之难，不知难不在穴，在于手法。明于穴而手法不明终身不会医一病。故应首学手法，次学认症，继以寻穴。"

故"凡习技，揣摩一年后试手，解症虽有巧发奇中，但切不可以自满，习术当更勤之，用术当更慎之。试手至五年以上，临症或至于千百，技已随气用巧，神效之法，自上于身。"

此时"手法既明，则遇症可循经，可取穴。若不得穴，能得其脉亦可，所谓宁失其穴，不失其脉也，故施治，主在开脉动气，施以补泄手法，或得一二要穴，开之动气，皆可"。是以"上古之人虽未有穴名，亦不妨其愈病之技。以类推之，再议其名，由浅入深，因此知彼，则按摩医技可成。"

开穴之功序为：

① 分穴；② 探穴；③ 辨穴；④ 开穴；⑤ 得气；⑥ 行气；⑦ 导气；⑧ 聚气；⑨ 灌气；⑩ 飞经行气。

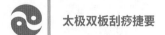

3. 应用之术

韩子不拘贫富，常于乡里大量义诊，用心之仁且勤，其应用之术分基本功、应用功及临床功。

基本功分：心法 12 条，手法 36 式，身法 3 形。

应用功分：正，侧，背，大小接经，部位，症状，经脉，灵动计 9 层功法。

临床功有：常见疾病，中医病，系统病，美疗美体功。

功序为：① 布局；② 到位；③ 摆势；④ 触手；⑤ 松筋；⑥ 探穴；⑦ 开穴；⑧ 得气；⑨ 补泻；⑩ 解症；⑪ 保养。其解症如行阵用兵，破邪扶正，颇为灵验。

另设辨证问答之辞，以示施术者受术者间之沟通交流。

4. 传述之术

韩子授课善述，编辑教案，不遗余力，只为传承，薪火以继。计有：开穴经络、美容经络、刮痧经络、铜人经络、芳香经络、筋膜经络、按矫经络、养生经络、解症经络、亲子经络、夫妻经络、孝亲经络、瑜伽经络、音乐经络、韵律经络、舞蹈经络等超过二十种以上深为广大群众、民间高手及美容师所喜爱之教案。多年来，开枝散叶，育成各专业领域中不可胜数之优秀养生美容家，而其所协力之国内外各大化妆品、养生保养品厂商及专业领域之各大型成功连锁美容系统，均深受其经络美学之启发共融，而大获成功！

● 本章小结 ●

本章将拓展笔者知识面、传授笔者技法、启发笔者思想的几位大师专著、专论或专技，根据笔者的领略、体会和心悟，加以总结整理，以充实本书理论，希望对广大读者也能有所启发。

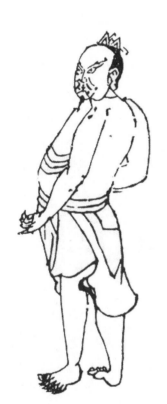

第六章

配套之部

刮痧常配用之
温灸、拔罐、芳香疗法
以合诸病「杂合以治」之经义。

概 要

　　人怕病痛多，医生怕治病之法不够多，故能多一治病之法自然最好。

　　本章叙述刮痧疗法之配套其他功法，笔者撷取与刮痧常配用之温灸、拔罐、芳疗三法，以合诸病"杂合以治"之经义。

第一节　温灸疗法

一、概述

"药之不及，针之不到，必须灸之"，针灸自古并列。灸疗是在人体特定部位施以艾火刺激，达到防病治病之目的，亦即在人体局部以火温热，使局部皮肤充血，毛细血管扩张，增进局部血液循环与淋巴循环，可以缓解和消除平滑肌痉挛，消除疼痛，并可使局部的皮肤组织代谢能力加强。功在"温经散寒"、"行气活血"、"扶阳固脱"和"防病保健"。

"灸乃久火也"，温灸对治疗慢性病或久病者调护身体恢复元气大有功效（图6-1-1）。温灸常补虚，刮痧常泻邪，后者速，而前者虽缓，然保健养生效果甚佳。

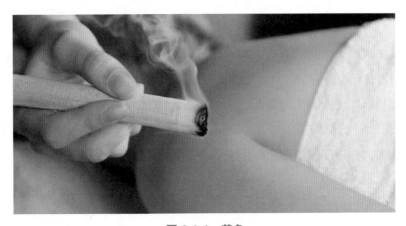

图 6-1-1　艾灸

二、捷要

1. 辨证后选定病灶部位。

2. 执灸者宜稳定，耐心，宁静。

3. 施灸者边灸边问受灸者，使其初灸时，先体会温、热、麻、痒之各种体感，再灸时，逐渐加大范围，深透热力。

4. 灸多以补虚居多，然亦可泻实。执灸由远而近，慢慢划圈，由小而大，是为补法；执灸先距病灶甚近，使火力深透，等受灸者微有烫感，此时突然拉远，是为泻法。

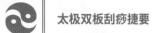

5. 温灸解症重点部位如下：

痛经——灸脐下小腹处、血海、三阴交。

腰部酸痛——灸腰俞、大肠俞等腰臀部穴位。

膝部酸痛——膝关节周围平坦处。

气虚下陷——如脱肛，久泄，灸百会、会阴、关元穴等。

升提阳气——灸督脉、百会。

增强元气——常灸足三里、关元、气海、命门。

易患风寒感冒——可常灸大椎、身柱、五柱穴以预防之。

第二节　拔罐疗法

一、概述

拔罐乃使罐缘紧附于皮肤表面（图6-2-1），造成罐内负压，从而牵拉神经、肌肉、血管以及皮下腺体，促进神经传导，内分泌反应，调节血管收缩舒张，以增强血管通透性，改善局部血液循环，达到解症的效果。

刮痧"正压"，拔罐为"负压"，均可利用施术后之溶血现象，增强身体的免疫力，使淋巴循环加速，吞噬作用加强，血管扩张，血流量增加。

二、捷要

（一）罐法

1. 单罐　用于病变范围较小的疾病或压痛点，如胃病在中脘穴拔罐；冈上肌肌腱炎在肩髃穴拔罐等。

2. 多罐　用于病变范围较大的疾病。如肌束劳损时可按肌束位置排列吸拔火罐，称为"排罐法"。若内脏或器官瘀血，可按脏器相应之体表部位纵横并列几个罐子。

3. 闪罐　罐子拔上后，立即起下，反复吸拔至皮肤潮红（图6-2-2）。多用于皮肤麻木或机能减退的虚证病例。

4. 留罐　拔罐后留置5～15分钟。大罐减少留罐时间，夏季及肌肤薄弱处，留罐不宜过长，以免损伤皮肤。

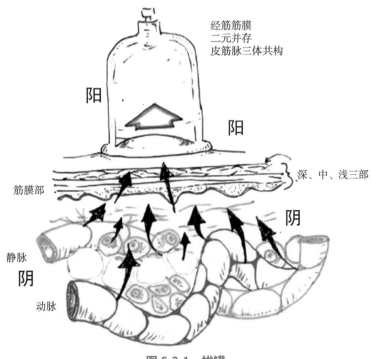

经筋筋膜
二元并存
皮筋脉三体共构

阳

阳

深、中、浅三部

筋膜部

阴

静脉

阴

动脉

图 6-2-1 拔罐

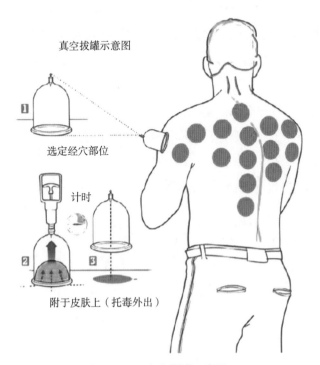

真空拔罐示意图

选定经穴部位

计时

附于皮肤上（托毒外出）

图 6-2-2 真空拔罐示意图

5. 走罐 用于面积较大或肌肉丰富的部位，如腰背、大腿等部，须选口径较大的罐子，罐口要求平滑（如玻璃罐），在罐口涂润滑油脂，将罐吸上，手握罐底，稍倾斜，后半边着力，前半边略提，向前推动，上下左右来回推拉移动数次，至皮肤潮红为止。针罐先施行针刺，针留在原处，再以针刺处中心拔罐，药罐结合，称为"针药罐"。多用于风湿病。

6. *刺血（刺络）拔罐法* 按病变部位大小和出血，用三棱针、陶瓷片、粗毫针、小眉刀、皮肤针、滚刺筒等按刺血法刺破小血管，后拔罐，适用于神经性皮炎、皮肤瘙痒、丹毒、急慢性软组织损伤、神经衰弱、胃肠神经官能症等。

（二）解症

1. *呼吸系统疾病* 主穴：大杼、风门、肺俞、膺窗。

2. *消化系统疾病* 主穴：肝俞、脾俞、胃俞、膈俞、章门。急性及慢性肠炎，主穴：脾俞、胃俞、大肠俞、天枢。

3. *循环系统疾病* 主穴：肝俞、胆俞、脾俞、肾俞、委中、承山、足三里。重点多取背部及下肢部。心脏供血不足，主穴：心俞、膈俞、膏肓俞、章门。

4. *运动系统疾病*

（1）颈椎关节痛、肩关节及肩胛痛、肘关节痛，主穴：在压痛点及其关节周围拔罐。

（2）背痛、腰椎痛、骶椎痛，髋痛，主穴：在疼痛部位及其关节周围拔罐。

（3）膝痛、踝部痛、足跟痛，主穴：在疼痛部位及其关节周围用小型玻璃火罐进行拔罐。

5. *神经系统疾病*

（1）神经性头痛、枕神经痛，主穴：大椎、大杼、天柱（加面垫）、至阳。

（2）肋间神经痛，主穴：章门、期门及肋间痛区拔罐。

（3）坐骨神经痛，主穴：秩边、环跳、委中。

（4）因风湿劳损引起的四肢神经麻痹症，主穴：大椎、膏肓俞、肾俞、风市，及其麻痹部位。

6. *颈肌痉挛* 主穴：肩井、大椎、肩中俞、身柱。

7. *腓肠肌痉挛* 主穴：委中、承山及患侧腓肠肌部位。

8. *面神经痉挛* 主穴：下关、印堂、颊车，用小型罐，只能留罐 6 秒钟，起罐，再连续拔 10 ～ 20 次。

9. *膈肌痉挛* 主穴：膈俞、京门。

10. 妇科疾病

（1）痛经，主穴：关元、血海、阿是穴。

（2）闭经，主穴：关元、肾俞。

（3）月经过多，主穴：关元、子宫。

（4）白带，主穴：关元、子宫、三阴交。

（5）盆腔炎。主穴：秩边、腰俞、关元俞。

11. 外科疮疡、疖肿　主穴：身柱及疖肿部位。

（三）拔罐注意事项

拔罐时间：根据病情来决定。

慢性病或病缓的，隔日一次。病急的每日一至三次皆可，如发高烧、急性类风湿、急性胃肠炎等病，但留罐时间不可过长。

一般以 12 次为一疗程，如病情需要，可再继续几个疗程。

总而言之：在部位上，取肩端、胸、背、腰、臀、肋窝以及颈椎、足踝、腓肠肌等肌肉丰厚、血管较少的部位，皆可拔罐。

在病情上，根据疼痛范围，可拔 1～2 个火罐，或 4～6 个甚至 10 个玻璃火罐。

拔罐、刮痧皆在引邪外出于表，前者之法为吸，后者之法为刮。读者可根据邪客于人之深或浅，选择使用。可先刮痧后拔罐，亦可先拔罐后刮痧。

第三节　芳香疗法

一、概述

利用花草植物的香味分子（aromatic）来治病的方法（therapy）称之为"芳香疗法"（aromatherapy）。

先收集各类花草植物，采用蒸馏法、脂吸法或最先进的 CO 超临界萃取法，从植物中萃取出精油，称之为 100% 精油，再按一定的比例将其混入植物油，就成为芳香疗法中常用的按摩用精油（图 6-3-1）。总的来说，芳香疗法为人体吸收的方式大致区分如下：

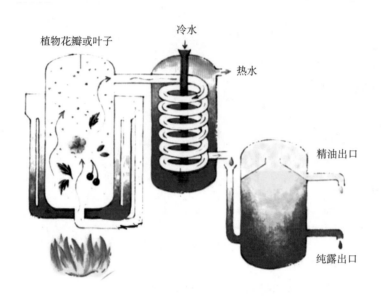

植物花瓣或叶子　　冷水

热水

精油出口

纯露出口

图 6-3-1　精油萃取方法

1. 吸入法　吸入气味分子抵达鼻腔黏膜，经嗅球收集传至嗅束到达边缘系统，边缘系统又被称作"内脏脑"（visceral brain）或"情绪脑"（emotional brain, olfactory brain），影响人的心境。

2. 涂抹　经皮肤吸收。精油分子极小，渗透力极强，皮肤能迅速吸收，深入组织到达血液、淋巴，进入循环系统，进而影响人体产生治疗作用。由于精油是天然的物质，所以能被身体完全排出。

3. 口服　我个人并不赞成。未经稀释的 100% 纯精油当然不可以口服，调以植物油、牛奶、蜂蜜等稀释后的精油能否口服，应先咨询专业芳香疗法治疗师而定。

我以为：首先必须先保证精油是真的、好的；其次，你体内的脏腑器官必须没有严重的隐症或破损；还得说明饮食习惯或服药历史；最终毕竟是饮油入于人体，若有问题则不易调治。

所以建议：不可随意擅自服用精油，以免食用不当造成不良后果。

4. 泡浴　泡澡时加入 3～5 滴精油，疲惫全消。

将水中加入 3～5 滴纯精油（熏衣草、迷迭香、天竺葵或柠檬），水温适当即可，水位不可超过心脏，人一旦浸于水中则会感觉失重，压力突然减轻，毛细孔张开，排出汗水废物，鼻闻天然之香气，肤渗天然之精油，精神爽快，疲惫全消。

二、捷要

1. 按摩和刮痧常以芳香按摩油为最佳介质，刮痧前后，涂抹可以舒筋，刮痧之时可以缓痛，刮痧之后可以修复兼调护养生。

2. 几款笔者常用的精油及其特性：

（1）柠檬：清新开窍，畅气，通鼻塞，清血提神，助消化。

（2）橙花：安神、助眠，镇定，解嗝，抗过敏。

（3）薄荷：清凉解热，醒脑提神，敛血止痛。

（4）雪松：醒神，充氧，清肺热。

（5）尤加利：畅呼吸，缓筋骨酸疼。

（6）迷迭香：安心神，畅呼吸，消水肿。

（7）牛膝草：清新、活血，舒筋骨。

（8）罗勒：解嗝，收惊，止痛。

（9）肉桂：温血，活血，用于肠胃病、生殖系统疾病。

（10）熏衣草：清创口，缓痛，舒眠，降血压。

以下为几款适合刮痧和经络按摩的精油配方：

1 滴精油 =0.05ml，在 100ml 的植物油中（基础油）加入 3% ～ 10% 的纯精油后加以调和（通常采用甜杏仁油做为基础油），在此 2% ～ 5% 中可以针对不同的需要加入 2 ～ 5 种的纯精油，如此配成一剂如同中药汤剂般的复方精油配方，配合辨证，对症用油，效果较为显著。

深层经络按摩方：10.0ml 植物油中加入 3% ～ 10% 的纯精油（可以随证加减，深层调理）。

熏衣草、薄荷、迷迭香"清创，清凉，止痛配方"。

熏衣草、薄荷、尤加利"清创，缓痛，定痛配方"。

熏衣草、薄荷、尤加利、肉桂、罗勒，可成"舒筋活络配方"。

———— ● 本章小结 ● ————

　　刮痧少不了介质，芳疗按摩油是极佳的调和剂，两法呈现"一刚一柔"。刮痧和拔罐又分别是"正压负压"，有异曲同工之妙，而刮痧与温灸又恰恰是"一泻一补"，两法相辅相成。

　　故本章特辑之，恰合"太极刮痧"之义。

后记

古人云："见贤思齐"，我心向自然，既慕道法，又羡医术。

初习金针，总觉心境不能专注，技术不够精湛；

爱读医典，只是古籍深奥，有些道理又不易明白；

至于汤药，君臣佐使，配伍复杂；

还有脉诊，"心中了了，指下难明"，想来思去，只好推广医道，惜一人势单力薄，且众志未必能成城，老子有言，道乃"大成若缺"，多年以来，只好以此话自我安慰。

我稍有拙力巧劲，又因缘际会，授人经络美容，倏忽五年，颇有虚名成就，痧板亦可随症随用，应手解症，然志得意满之余，常觉心中若有所失，总是不能沉静。

幸遇恩师张秀勤教授，领我至一宽阔境界，境界之中，远离尘嚣却又接触自然，贴近众生，谢恩师授我以全息刮痧之法，区区几下出痧，病因清楚明白，痧去病痛忽然消除，常思：天生万物予人均寿，脏腑受病不会言语，医术遂兴，医道本在救人，经言："杂合以治"，自古医家又何必鄙刮痧为方术，认其内容浅近，而视之为小技？

清代儒医郭志邃著《痧胀玉衡》言："痧在肌肤，当刮即刮。痧在血肉，当放即放。痧在肠胃、经络与脾肝肾三阴，当药即药。若痧气肆行，不拘表里，传变皆周，当三法兼用。"

此治痧三法，当真破除区隔，融合方药，今辅以全息辨证，从此刮痧之法，登堂入室。

天下医技，贵在治愈而难在简易，又以能通行天下，人人能得者为佳。刮痧真妙法也！

林慧华识于 2021 年中秋